Suizidgefahr?

Ratgeber zur Reihe Fortschritte der Psychotherapie
Band 32

Suizidgefahr?
von Dr. Tobias Teismann und Dr. Wolfram Dorrmann

Suizidgefahr?

Ein Ratgeber für Betroffene und Angehörige

von Tobias Teismann
und Wolfram Dorrmann

HOGREFE

GÖTTINGEN · BERN · WIEN · PARIS · OXFORD · PRAG
TORONTO · BOSTON · AMSTERDAM · KOPENHAGEN
STOCKHOLM · FLORENZ · HELSINKI

Dr. Tobias Teismann, geb. 1975. Seit 2012 Geschäftsführender Leiter des Zentrums für Psychotherapie der Ruhr-Universität Bochum. Arbeitsschwerpunkte: Arbeit mit Ressourcen in der Psychotherapie, Depression und depressives Grübeln, Suizidalität und Suizidprävention.

Dr. Wolfram Dorrmann, geb. 1954. Seit 1987 als Psychologischer Psychotherapeut und Kinder- und Jugendlichenpsychotherapeut niedergelassen, zunächst in Bamberg und heute in Fürth. Arbeitsschwerpunkte: Behandlung von depressiven und suizidalen Patienten, Psychotherapie bei Posttraumatischen Belastungsstörungen, Therapie sexueller Störungen, Imaginative Verfahren, Hypnose und Systemische Therapie. Seit 1999 Leiter des staatlich anerkannten Ausbildungsinstituts für Verhaltenstherapie, Verhaltensmedizin und Sexuologie (IVS) in Nürnberg.

Bibliografische Information der Deutschen Nationalbibliothek

Die Deutsche Nationalbibliothek verzeichnet diese Publikation in der Deutschen Nationalbibliografie; detaillierte bibliografische Daten sind im Internet über http://dnb.dnb.de abrufbar.

Göttingen · Bern · Wien · Paris · Oxford · Prag · Toronto · Boston
Amsterdam · Kopenhagen · Stockholm · Florenz · Helsinki
Merkelstraße 3, 37085 Göttingen

http://www.hogrefe.de
Aktuelle Informationen · Weitere Titel zum Thema · Ergänzende Materialien

---

Umschlagabbildung: © Wolfilser – Fotolia.com
Satz: ARThür Grafik-Design & Kunst, Weimar
Druck: Media-Print Informationstechnologie GmbH, Paderborn
Printed in Germany
Auf säurefreiem Papier gedruckt

Print: ISBN 978-3-8017-2595-2
E-Book-Formate: ISBN 978-3-8409-2595-5 (PDF), ISBN 978-3-8444-2595-6 (EPUB)
http://doi.org/10.1026/02595-000

Inhalt

Wichtige Gedanken zur Einleitung

Sehr viele Menschen haben im Laufe ihres Lebens schon einmal daran gedacht, sich selbst zu töten. Manche beschäftigen sich auch immer wieder mit Suizidgedanken. Diese können in jedem Alter auftreten und betreffen Frauen gleichermaßen wie Männer. Psychische Erkrankungen, körperliche Einschränkungen, Enttäuschungen und Verluste, Demütigungen, Einsamkeit und traumatische Erfahrungen können einen derart quälen, dass man beginnt, einen Suizid zu erwägen. Und vermutlich sind es genau solche Gedanken, die sie dazu bewogen haben, dieses Buch zur Hand zu nehmen. Möglicherweise haben Sie aber auch einen Suizidversuch überlebt und wurden von Angehörigen oder Therapeuten gebeten, dieses Buch zu lesen. So oder so ist davon auszugehen, dass es Ihnen momentan sehr schlecht geht. Sie selbst, Ihre Beziehungen und Ihr Leben sind nicht so, wie Sie es sich erhofft und gewünscht haben (und wie es Ihnen zu wünschen wäre). Vielleicht sind Sie aber auch ein Freund oder Angehöriger, der sich um eine nahestehende Person sorgt und es geht Ihnen darum, Wege und Möglichkeiten zu finden, wie Sie helfen können.

Dieses Buch informiert Sie zunächst über den aktuellen Wissenstand zum Erscheinungsbild, zur Häufigkeit und zu den Ursachen suizidalen Erlebens und Verhaltens. Vieles von dem, was wir in den ersten beiden Kapiteln beschreiben, wird Ihnen in ähnlicher Form möglicherweise bekannt sein. Dennoch kann es sein, dass es Kleinigkeiten in der Darstellung sind, durch die Ihnen manches an Ihrer eigenen Situation verständlicher wird. Unserer Erfahrung nach sind eine sorgfältige Analyse und eine genaue Betrachtung des Problems besonders wichtig, wenn eine gute Lösung gefunden werden soll: *Alles was Ihr bisheriges Denken erweitert, könnte Ihren Entschluss beeinflussen.* Wenn Sie aber wirklich glauben, Sie haben dafür keine Zeit mehr und Sie brauchen sofort Hilfe, dann schlagen Sie bitte gleich das dritte Kapitel auf! Hier stellen wir Ihnen Maßnahmen vor, die Ihnen dabei helfen können, ihre Entscheidung nochmals zu überdenken, unwiderstehlich erscheinenden Impulsen zu trotzen und mit belastenden Symptomen zurechtzukommen. Die beschriebenen Strategien sind ein fester Bestandteil krisentherapeutischen Arbeitens und sind somit sehr gut erprobt. Das vierte Kapitel richtet sich schließlich besonders an Angehörige und Freunde. Hier finden Sie Hinweise und Empfehlungen für den Umgang mit suizidalen Menschen.

Selbsttötung ist ein Tabuthema und über die meisten Tabuthemen existieren auch sogenannte *Mythen*. Ein Mythos ist eine Art Aberglaube. Er wird gerne verbreitet, klingt überzeugend, ist aber unwahr. Meist stimmt sogar das Gegenteil davon. Gängige Mythen zum Suizid werden wir Ihnen in den verschiedenen Kapiteln des Buches vorstellen.

Nun gibt es in der Regel keine schnellen Lösungen für schwerwiegende Probleme und scheinbar ausweglose Situationen. Durch das Lesen eines Buches lösen sich Schuldenberge nicht auf, öffentliche Bloßstellung endet nicht und Geliebte und Verstorbene kehren genauso wenig zurück wie Gesundheit oder die verlorene Gemeinschaft. Wir hoffen dennoch, dass dieses Buch Ihnen dabei hilft, die Frage, ob Sie wirklich den Tod als Lösung für ihre Probleme wählen wollen, gründlich zu überdenken. Sie erwägen einen Schritt, der sich nicht rückgängig machen lässt: *Möglicherweise wählen Sie hiermit eine endgültige Lösung für ein schwieriges, aber zu bewältigendes und damit vorübergehendes Problem.* Gerade im Fall weitreichender Entscheidungen ist es gut, sich Zeit zu lassen und nicht vorschnell aus einer Stimmung heraus zu handeln. Wir haben mit vielen gesprochen, die keinen anderen Ausweg als den Tod sehen konnten. Unsere Erfahrungen zeigen aber, dass die meisten Menschen in einer scheinbar hoffnungslosen Situation, wie Sie sie möglicherweise auch gerade erleben, auch wieder Abstand zu dieser Idee bekommen. Sie nehmen sich nicht das Leben – selbst, wenn Sie ernsthaft und lange darüber nachgedacht haben. Und die allermeisten derjenigen, die in verzweifelter Stimmung und Lage einen Suizidversuch unternehmen, probieren es kein zweites Mal, sondern finden andere Wege, mit Ihren Schwierigkeiten umzugehen. Es gibt also durchaus Gründe anzunehmen, dass es auch für Sie solche Hilfen und Alternativen gibt.

Nun ist es nicht leicht, über Selbsttötung zu sprechen. Wen kann man überhaupt ansprechen? Wie soll man das Thema ansprechen? Was passiert, wenn man anderen von der Idee, sterben zu wollen, erzählt? Was ist zu tun, wenn Suizidgedanken anhalten oder zunehmen? Es gibt keine kurzen oder einfachen Antworten. Es gibt auch keine Patentrezepte. Mit diesem Ratgeber möchten wir Ihnen helfen, sich mit möglichen Lösungen näher zu befassen und Zeit für eine Entscheidung zu gewinnen. Mehr kann ein Buch nicht leisten. Sie wissen wahrscheinlich selbst, dass der unmittelbare Austausch mit anderen, deren Zuwendung und Unterstützung meist hilfreichere Mittel sind, um aus eine solchen Krise wieder herauszukommen. Manche zunächst unvorstellbaren Lösungsideen bekommen häufig erst in einem vertrauensvollen Gespräch mit einem anderen Menschen die Glaubwürdigkeit, die notwendig ist, um wieder Hoffnung zu erleben. Wenn es in Ihrem Umfeld niemanden gibt, mit dem Sie offen und ehrlich über Ihre Verzweiflung sprechen können, dann sollten Sie sich unbedingt zusätzlich an eine ausgebildete Fachkraft wenden. Tun Sie dies vor allem dann, wenn Sie sich auf die hier geschriebenen Sätze gar nicht mehr richtig konzentrieren können. Die Informationen zu anonymen und zu persönlichen Hilfsangeboten finden Sie im letzten, also im 5. Kapitel des Buches.

Auch für Angehörige bietet es sich an, auf Unterstützungsangebote von Freunden einzugehen und sich vielleicht sogar Hilfe bei Fachkräften zu suchen: Die Begleitung einer suizidalen Person ist beängstigend, verwirrend und bedarf eines langen Atems. So wie Therapeuten in Supervision gehen, also Gespräche mit erfahreneren Kollegen suchen, kann es für Sie genauso hilfreich sein, sich beraten und unterstützen zu lassen.

Sollten Sie als Betroffener[1] Vorbehalte gegenüber professionellen Beratern, Psychologen und Psychiatern haben, sollten Sie befürchten, dass diese Sie nur von einem Suizid abbringen möchten, dann machen Sie sich klar, dass Ihnen die Möglichkeit eines Suizides nicht abhanden kommen wird. Letztlich wird nichts und niemand Sie abhalten können, wenn Sie sich einmal entschieden haben. Das Einzige was passieren kann ist, dass Sie Ihre Entscheidung vielleicht etwas später als geplant umsetzen. Sie haben also nichts zu verlieren, aber im Zweifelsfall sehr viel zu bewahren und zu gewinnen – für sich selbst und für Ihre Mitmenschen, Ihre Kinder, Eltern, Partner, Freunde, Kollegen und Bekannten.

Wir wünschen Ihnen, dass die Gedanken und Anregungen auf den folgenden Seiten Ihnen dabei helfen können, diese schwierige Zeit durchzustehen und vielleicht auch manches Problem anders zu sehen oder sogar zu überwinden.[2]

Bochum und Fürth, im Dezember 2014

Tobias Teismann
und *Wolfram Dorrmann*

1 Aufgrund der einfacheren Schreibweise und wegen des flüssigeren Lesens haben wir uns für die männliche Form entschieden. Natürlich sind auch immer die weiblichen Betroffenen, Beraterinnen, Psychotherapeutinnen und Medizinerinnen sowie weibliche Angehörige, Freundinnen und Patientinnen etc. gemeint.

2 Wir bedanken uns an dieser Stelle bei Bernd Geißer, Anna Matthey, Rixa Meyer, Verena Uebler und Stefan Zeh, die uns bei der Überarbeitung der Texte und bei notwendigen Recherchen geholfen haben.

1 „Suizidalität“ – was ist das?

Für jemanden, dessen Finger von einer zuschlagenden Tür getroffen ist, gibt es nichts in der Welt außer Finger und Schmerz. Ebenso für den Suizidanten: Der Schmerz macht die ganze Welt aus.

(Haim Omer & Avshalom C. Elitzur, 2003)

1.1 Wie äußert sich Suizidalität?

Suizidalität ist kein Alles-oder-nichts-Phänomen. Der Begriff umfasst vielmehr die ganze Bandbreite von lebensmüden Gedanken, wie z. B. „Manchmal wäre es mir am liebsten, ich würde einfach nicht mehr aufwachen“, über Suizidwünsche wie „Die am Friedhof sind zu beneiden“ und konkrete Suizidabsichten „Ich schlucke einfach alle meine Tabletten, das wird schon reichen“ bis hin zur Selbsttötung. Häufig verläuft die Entwicklung von Todeswünschen hin zur Selbsttötung in mehreren Phasen: Zunächst denkt man noch vage über die eigene Tötungsmöglichkeit nach („Erwägungsphase“), dann beginnt man sich ausführlicher mit den Vor- und Nachteilen des eigenen Todes auseinanderzusetzen („Abwägungsphase“) und schließlich trifft man eine Entscheidung für oder gegen einen Suizid („Entscheidungsphase“). Das Ergebnis dieser Überlegungen ist dabei relativ lange offen. Zu jedem Zeitpunkt der Auseinandersetzung ist ein Ausstieg möglich (vgl. Abbildung 1). Welche Gefühle, Gedanken und Verhaltensweisen mit den einzelnen Phasen einhergehen wird im Folgenden beschrieben.

Erwägungsphase

Die Möglichkeit einer Selbsttötung rückt in der Regel dann ins Blickfeld, wenn es zu plötzlichen und krisenhaften Veränderungen im Leben kommt, beispielsweise aufgrund des Verlustes einer geliebten Person, durch den Verlust einer ersehnten Vorstellung für die eigene Zukunft, aufgrund finanzieller, familiärer und beruflicher Belastungen sowie durch demütigende und traumatische, also extrem belastende Erfahrungen. Von besonderer Bedeutung ist zudem das Ausbrechen seelischer und körperlicher Erkrankungen wie auch das Ausbleiben von Heilung oder Linderung eben dieser Erkran-

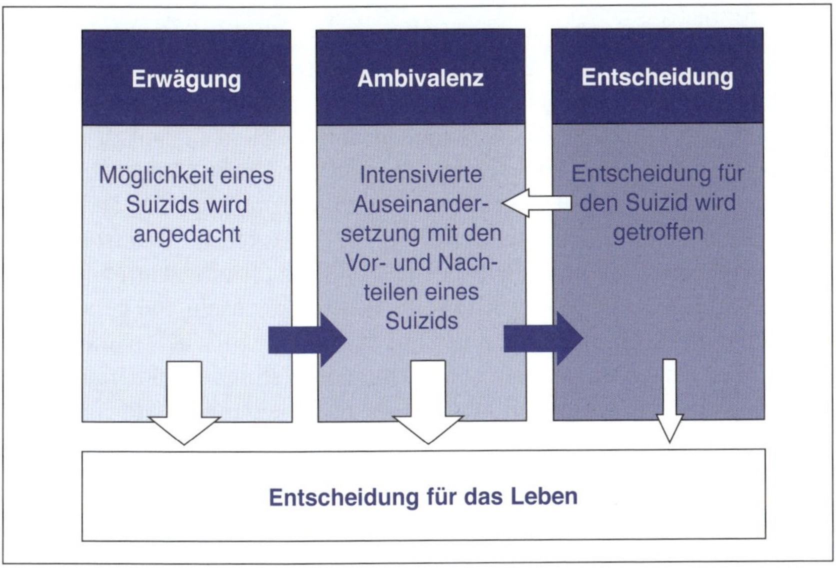

Abbildung 1: Phasen suizidaler Krisen

kungen. Lange Zeit behauptet man sich gegen das Leid und die Schwierigkeiten, aber irgendwann ist eine Grenze erreicht, über die hinaus nichts mehr ertragen und ausgehalten werden kann. Nachlassende Kraft und zunehmende Gefühle von Überforderung, Hoffnungs- und Sinnlosigkeit lassen den eigenen Tod als naheliegende Idee erscheinen. Als gedankliche Möglichkeit ist der Suizid in solchen Situationen sicher den wenigsten Menschen fremd, vielmehr können sich die meisten Menschen an Phasen in ihrem Leben erinnern, in denen sie nicht wussten, ob sie am nächsten Tag wirklich nochmal aufwachen wollten. Lebensmüdigkeit und Suizidgedanken als Reaktion auf schwerwiegende Belastungen sind also durchaus normal.

In dieser frühen Phase sind Suizidgedanken zumeist noch ungenau ausgeformt: Es prägen weniger Suizidabsichten und -pläne das Erscheinungsbild, als vielmehr eine passive Lebensmüdigkeit, die in Äußerungen wie „Manchmal möchte ich nur noch schlafen", „Wenn mich jetzt ein Laster überrollen würde, dann wäre das auch okay" zum Ausdruck kommen kann. Die Erwägungsphase kann sehr schnell oder aber erst nach längerer Zeit in die Abwägungsphase münden oder aber unmittelbar mit einer Entscheidung für das Leben verlassen werden.

Abwägungsphase

In der Abwägungs- oder Ambivalenzphase setzen sich Menschen intensiver mit einer Selbsttötung auseinander. Der Begriff Ambivalenz bedeutet, dass man sich zwischen widerstreitenden Gefühlen und Gedanken hin- und hergerissen fühlt: Man ist in einem Zustand der Unentschiedenheit. Man möchte nicht mehr leben, aber sterben und tot sein, möchte man auch nicht. Ambivalenz ist etwas, was wir im Alltag sehr oft erleben: Man ist von seiner Partnerschaft nicht mehr begeistert und gleichzeitig hat man Angst davor, alleine zu sein. Man würde gerne den Job wechseln und gleichzeitig weiß man nicht, ob man einem neuen Job gerecht wird, usw. Ambivalenz ist kein Zeichen dafür, dass etwas nicht mit einem stimmt, sondern eine normale Begleiterscheinung von schwierigen Entscheidungen. Gleichwohl ist der Zustand der Ambivalenz ein sehr quälender; insbesondere dann, wenn es um Leben und Tod geht.

In dieser Phase deuten viele Betroffene ihre Suizidgedanken in kurzen Äußerungen oder Gesprächen an, andere beginnen mit einem Suizid zu drohen. Es fallen Sätze wie: „Ich könnte mit allem Schluss machen", „Am liebsten wäre mir, ich wäre schon tot", „Ihr werdet schon sehen, wenn ich nicht mehr da bin". In unserer Arbeit erleben wir, dass Patienten in dieser Phase häufig anfangen, von ihren Suizidabsichten ausführlicher zu sprechen. Dieses Sprechen kann nun verschiedene Gründe haben: Oft kommt hier der „lebenswillige Teil" der ambivalenten Person zur Sprache, der auf seine Not hinweisen möchte, der nicht sterben will und der darauf hofft, von anderen Unterstützung und Hilfe zu erhalten, manchmal kommt hier aber auch der „lebensunwillige" Teil zur Sprache, der sich noch einmal davon überzeugen will, dass sich ohnehin niemand kümmert, der die Bestätigung sucht, dass es okay ist zu sterben.

Suizidmythos 1: „Wer vom Suizid spricht, tut es nicht."

80 % der Menschen, die einen Suizid unternehmen, kündigen diesen vorher an und geben ihrer Umwelt damit eine Chance, ihnen zu helfen. Der Satz muss also genau umgekehrt werden: Wer vom Suizid spricht, ist auch in Gefahr, es zu tun.

Zu dieser Phase der Auseinandersetzung gehört auch, dass Betroffene beginnen, über geeignete Suizidmethoden nachzudenken. Das Internet wird befragt und es werden Vorbereitungen für das eigene Ableben getroffen: die Zahlungsmodalitäten der Lebensversicherung werden erfragt, ein Testament wird verfasst, die Versorgung von Kindern und Haustieren wird bedacht, gegebenenfalls wird mit dem Schreiben eines Abschiedsbriefes begonnen. Manche beginnen, den Suizid zu proben. Sie suchen den ausgewählten Suizidort auf, betrachten und prüfen mögliche Suizidmittel und malen sich ihre Selbsttötung, vergangene Suizidversuche und die Reaktionen anderer in wiederkehrenden und ausschweifenden Fantasien und Tagträumen aus. Auf dem Weg hin zur Entscheidung zum Suizid kommt es zuweilen zu einer weitreichenden Verklärung des Todes als einen Ort der Ruhe, des Friedens und der scheinbar gerechten Vergeltung. Das Festhalten am Tod als einzige Möglichkeit, Ruhe zu finden, Ehre zu bewahren und andere nicht länger zu belasten, steigert sich zunehmend.

Gleichzeitig – und das ist das Wesen der Ambivalenz – kann es durchaus sein, dass auch weiterhin Pläne für das Weiterleben gefasst und mit anderen besprochen werden: Dass also Urlaubsreisen gebucht, Mietwohnungen angesehen, die Wiedereingliederung in den Beruf geplant wird. In sehr schnellen Wechseln übernimmt mal der lebenswillige und mal der lebensunwillige Teil die Führung. In der Konsequenz führt dies dazu, dass die Betroffenen oft einen sehr gequälten und fahrigen Eindruck machen, Schlafprobleme, Alpträume und Angstzustände beklagen und sich mehr und mehr in sich selbst zurückziehen.

Suizidmythos 2: „In der Regel wird bei einem Suizid ein Abschiedsbrief hinterlassen."

Nur 25 % der Suizidenten hinterlassen einen Abschiedsbrief. Abschiedsbriefe sind somit eher selten und meist sind sie kurz und knapp geschrieben. Thematisch finden sich in den meisten Abschiedsbriefen Instruktionen an die Hinterbliebenen („Nimm die Angestellten-Versicherungspapiere an dich ...") und kurze Äußerungen persönlicher Verbundenheit („Ihr meine lieben Alle"), wie auch die Bitte um Entschuldigung („Es tut mir leid, dass ich euch das antue ..."). Selten finden sich feindselige Anschuldigungen („Kein Mensch will mich verstehen ...";). Frauen schreiben nicht häufiger Abschiedsbriefe als Männer und alte Menschen nicht häufiger als junge Menschen. Es ist zu vermuten, dass Abschiedsbriefe so selten (bzw. so nüchtern geschrieben) sind, weil die suizidale Person sich kurz vor der Suizidhandlung in einem Zustand absoluter Einsamkeit, der Isolation und des Ausgeschlossenseins von der Gesellschaft befindet. Entweder hat sie sich bewusst zurückgezogen oder die anderen Personen sind im Denken der suizidalen Person nicht mehr spürbar existent (wären sie es noch, dann wäre dieses Zugehörigkeitsgefühl vielleicht ein Hindernis und der Suizid ließe sich gegebenenfalls nicht vollziehen).

Die Phase der Ambivalenz wird von einem Entschluss abgelöst. Eine Entscheidung entweder für die Selbsttötung oder für das Weiterleben. Manchmal verharren Betroffene aber auch über Jahre in wiederkehrenden Erwägungen eines Suizids. Immer dann, wenn neue Belastungen auftreten, kommt der Gedanke an die Möglichkeit der Selbsttötung wieder auf den Plan – vielfach auch schon dann, wenn sehr viel kleinere Auslöser und Veränderungen als vor der ersten suizidalen Krise auftauchen. Langanhaltende und häufig wiederkehrende Suizidgedanken führen dazu, dass man sein Leben „mit angezogener Handbremse" lebt. Für Betroffene hat es zwar oft etwas Tröstliches zu wissen, dass sie selbst in der Lage sind, mit ihrem ganzen Leid Schluss machen zu können. Andererseits nutzen sie viele günstige Gelegenheiten nicht oder nur halbherzig, weil sie ja schon demnächst tot sein könnten. Das Wissen um die eigene Tötungsmöglichkeit beruhigt. Diese Beruhigung wird aber durch den Eindruck, nie richtig im Leben zu stehen, erkauft. Andere Betroffene wiederum vermeiden eine bewusste Entscheidung. Sie wollen, dass der Zufall über ihr Weiterleben oder Sterben bestimmen soll: Sie verhalten sich in lebensgefährlichen Situationen unvorsichtig und nachlässig oder spielen sogar bewusst mit ihrem Leben, indem sie mit geschlossenen Augen vielbefahrene Straßen überqueren, das Steuer beim Autofahren loslassen oder sich auf andere Weise in Lebensgefahr bringen. Wieder andere machen ihre Entscheidung von Zufällen abhängig: „Wenn mich in den nächsten zwei Stunden jemand anrufen wird, dann werde ich mir nichts antun." Oder: „Wenn mich heute nur ein Passant anlächelt und fragt, wie es mir geht, dann werde ich mir nichts antun."

Entscheidungsphase

Ist die Entscheidung dann wirklich für den Suizid gefallen, so erscheinen viele Betroffene äußerlich mit einem Mal deutlich ruhiger. Sie fühlen sich besser. Es wird nicht mehr von Suizidabsichten gesprochen und die Person macht einen weniger gequälten Eindruck. Das erzeugt natürlich ein trügerisch-positives Bild. Andere Betroffene verhalten sich aggressiver oder unleidlicher als zuvor. Beide Verhaltensmuster sind wahrscheinlich nur ein Versuch, die noch nahestehenden Menschen so weit von sich fernzuhalten, dass sie nicht mehr eingreifen können. Wenn die Entscheidung für einen Suizid getroffen wurde, bedeutet dies im Übrigen nicht, dass die Entscheidung auch unmittelbar umgesetzt wird. Zwischen Entscheidung und Umsetzung können nur Minuten liegen, es können aber auch Tage und Wochen vergehen, in denen auf einen günstigen Moment für die Umsetzung gewartet wird. Und natürlich besteht in dieser Zeit auch die Möglichkeit, neue Einsichten zu gewinnen und wieder eine neue Phase der Ambivalenz zu erleben.

Letztere bleibt ohnehin bis zuletzt bestehen. Aus Berichten von Personen, die einen Sprung aus großer Höhe (überraschenderweise) überlebt haben, ist bekannt, dass sie im Moment des Fallens ihr Tun bedauerten und gerne wieder rückgängig gemacht hätten. Im Film „The Bridge“, einem Dokumentarfilm über Suizide an der Golden Gate Bridge, erinnert sich beispielsweise ein junger Mann daran, dass er unmittelbar nach dem Absprung einen starken Drang zu leben verspürt habe. Wie durch ein Wunder überlebt er den Sprung. Ganz grundsätzlich wissen wir aus Gesprächen mit Patienten, dass die allermeisten Personen glücklich und dankbar dafür sind, einen Suizidversuch überlebt zu haben.

Geht es wirklich darum, zu sterben?

Gedanken an einen Suizid müssen nicht immer von dem Wunsch begleitet sein, zu sterben – vielmehr können einem diese Gedanken auch als fremd, bedrohlich und abstoßend erscheinen („Ich weiß überhaupt nicht, warum ich immer wieder solche Gedanken habe.“). In einem solchen Fall ist zu klären, ob weniger Hoffnungslosigkeit und Verzweiflung hinter den Suizidgedanken stehen, als vielmehr eine **Zwangsstörung**. Zwangsstörungen sind dadurch gekennzeichnet, dass sich einem immer wieder Gedanken, Vorstellungsbilder oder Handlungsimpulse aufdrängen, die als unangemessen, beängstigend und abscheulich erlebt werden. Typische Zwangsgedanken sind: „Ich könnte mein Kind erstechen!“, „Ich könnte mich mit einer schlimmen Krankheit infiziert haben“ oder aber „Ich könnte auf die Gleise springen“, „Ich könnte vor diesen Brückenpfeiler rasen“. Solche zu Letzt genannten Gedanken und Impulse sind keine Suizidgedanken im engeren Sinne. So gehen sie eben nicht mit dem Wunsch einher, zu sterben, sondern sind gerade deshalb belastend, weil die Betroffenen starke Angst davor haben, die Gedanken *versehentlich* in die Tat umzusetzen. Oftmals fühlen sich die Betroffenen auch zu bestimmten Handlungen gedrängt, die Ihnen unsinnig vorkommen, zu denen sie sich aber gedrängt fühlen, um sich vor einer Umsetzung der Gedanken zu schützen (z. B. alle Messer aus dem Haus entfernen, immer wieder das Haus nach gefährlichen Gegenständen absuchen). Zwangsstörungen lassen sich psychotherapeutisch gut behandeln und es besteht keine tatsächliche Gefahr, dass unerwünschte Gedanken und Impulse in die Tat umgesetzt werden. Das Problem ist die Angst vor dem Gedanken und nicht der Gedanke selbst!

Im Rahmen sogenannter **Psychosen** kann es dazu kommen, dass halluzinierte, also eingebildete innere Stimmen einen Suizid nahelegen oder befehlen. Auch hierbei handelt es sich nicht um Selbsttötungswünsche im engeren Sinne. Gleichwohl sollte umgehend fachliche Hilfe bei einem Facharzt für Psychiatrie in Anspruch genommen werden! In diesem Fall lässt sich nämlich leider nicht sagen, dass keine Gefahr von den Gedanken bzw. Stimmen ausgeht. Vielmehr kann es durchaus passieren, dass Betroffene die Stimmen so ernst nehmen, dass sie dadurch zum Suizid gedrängt werden.

Menschen, die sich absichtlich selbst verletzen, verfolgen auch nicht immer eine suizidale Absicht. **Selbstverletzendes Verhalten** in Form von Schneiden, Brennen, Schlagen tritt im Rahmen verschiedener psychischer Probleme auf und wird vielfach eingesetzt, um belastende Gefühlszustände zu regulieren. Selbstverletzungen verfolgen dabei oft das Ziel, sich zu spüren, sich zu strafen, sich abzulenken, sich zu beruhigen oder sich einen „Kick“ zu versetzen. Um den eigenen Tod muss es bei solchen Verhaltensmustern daher gar nicht gehen. Selbstverletzendes Verhalten ohne suizidale Absicht ist bei Patienten, aber auch in der Allgemeinbevölkerung, nicht selten. So zeigte sich in Befragungsstudien, dass ca. 4 % der Allgemeinbevölkerung und 20 % der Personen, die sich in stationärer oder ambulanter Therapie befanden, Selbstverletzungen berichten. Gleichzeitig sei davor gewarnt, Selbstverletzungen herunterzuspielen. Sie können den Weg hin zu suizidalem Verhalten bahnen und die Absicht hinter der Selbstverletzung kann sich im Verlauf natürlich auch ändern. Zumal manche Menschen in extremen Fällen von Selbstverletzung das Risiko des eigenen Todes oder zumindest erhebliche Schäden für ihre Gesundheit in Kauf nehmen.

Ein **ungesunder Lebensstil** ist zu guter Letzt auch nicht als Ausdruck von Suizidalität zu verstehen (Ellis & Newman, 1996): Natürlich ist es verwunderlich, wenn jemand weiter raucht, nachdem er gerade eine Krebserkrankung überwunden hat, wenn Leute weiter in großem Maße Alkohol konsumieren, obwohl gerade eine Leberschädigung diagnostiziert wurde, oder wenn Menschen ohne Helm mit dem Motorrad über die Autobahn fahren. Und tatsächlich gibt es auch Theoretiker, die diese Verhaltensmuster als unbewusste Suizidalität bezeichnen. Das Problem besteht nun aber darin, dass die Grenzen dieser Vorstellung gänzlich unklar sind: Was ist mit anderen Leuten, die ungesund leben? Ist derjenige, der zu viel fettreiches Essen zu sich nimmt, oder zu wenig Sport macht oder in einer smoggeplagten Großstadt lebt, gleich suizidal? Wohl eher nicht!

In Wissenschaftskreisen herrscht entsprechend weitreichende Einigkeit darüber, dass nur dann von suizidalem Verhalten zu sprechen ist, wenn selbstverletzende Handlungen mit der – mehr oder weniger stark ausgeprägten – Absicht, sich selbst zu töten, ausgeführt werden. Wer nur den eigenen Tod bei einer lebensgefährlichen Handlung in Kauf nimmt, hat ebenfalls eine, wenn auch vielleicht sehr geringe Absicht, sich selbst zu töten. Fehlt eine solche Absicht ganz, dann handelt es sich entweder um einen Unfall oder um nicht suizidale Selbstverletzungen.

1.2 Wer leidet unter Suizidalität?

Die amtlichen Statistiken verweisen darauf, dass sich in Deutschland etwa 10.000 Menschen pro Jahr das Leben nehmen. Bezogen auf die Gesamtbevölkerung sterben jährlich also in etwa 0.01 % der Deutschen durch einen Suizid. Die geringe Prozentzahl soll aber nicht darüber hinwegtäuschen, dass Suizide mit zu den fünfzehn häufigsten Todesursachen weltweit gehören und in Deutschland mehr Menschen an einem Suizid versterben als durch Autounfälle, Drogeneinnahme, Mord und Totschlag zusammen (Statistisches Bundesamt, 2014). Hinzu kommt, dass noch viel mehr Menschen unter Suizidalität leiden. So ist die Zahl der Suizidversuche um ein Vielfaches höher. Man vermutet, dass auf einen vollzogenen Suizid etwa 10 bis 20 Suizidversuche kommen. Frauen sind bei den Suizidversuchen in der Überzahl, aber etwa dreimal mehr Männer als Frauen nehmen sich das Leben. Außerdem kann man ein Ansteigen der Häufigkeit von Selbsttötungen mit dem Älterwerden feststellen. So hat ein alter Mann statistisch gesehen ein etwa fünffach höheres Suizidrisiko als eine gleichaltrige Frau und ein etwa zwanzigfach höheres Suizidrisiko als eine junge Frau.

Diese Zahlen sind sehr bedrückend und wahrscheinlich muss man sogar eine beträchtliche Dunkelziffer vermuten. Aber es gibt auch positive Entwicklungen: Es sterben in Deutschland immer weniger Menschen an einem Suizid. In den vergangenen Jahrzehnten hat sich die Zahl der Suizide in Deutschland sogar halbiert. Zurückgeführt wird dieser Rückgang an Suiziden vor allem auf die Verbesserung der psychosozialen und psychiatrischen Versorgung, die größere Offenheit der Gesellschaft für die Existenz und Behandlung psychischer Probleme, das Erschweren der Zugänge zu Suizidmethoden und Verbesserungen im Bereich der Notfallmedizin.

Suizidgedanken sind hingegen nach wie vor sehr verbreitet. In repräsentativen Umfragen berichtet einer von 10 Deutschen, dass er oder sie irgendwann im Leben einen Suizid (ernsthaft) erwogen hat. Befragt man ausschließlich Jugendliche, dann sind die Zahlen im Übrigen noch höher: Etwa ein Drittel der Jugendlichen gibt an, mindestens einmal ernsthaft über einen Suizid nachgedacht zu haben und etwa zehn Prozent berichten von Suizidversuchen. Die Zahlen machen deutlich, dass suizidales Erleben und Verhalten sehr weit verbreitet ist und dass gleichzeitig die allerwenigsten Personen, die einen Suizid erwägen oder versuchen, tatsächlich einen Suizid vollziehen!

Psychische Erkrankungen

Die allermeisten Suizide werden im Rahmen einer *psychischen Erkrankung* vollzogen. Wenn man im Anschluss an einen Suizid Angehörige und Behandler befragt, sowie Akten und Aufzeichnungen studiert (sogenannte psychologische Autopsiestudien), dann zeigt sich, dass bei knapp 90 % dieser Todesfälle im Vorfeld des Suizids eine psychische Erkrankung oder Störung vorgelegen hat. Grundsätzlich gehen nahezu alle psychischen Erkrankungen mit einem statistisch erhöhten Suizidrisiko einher. Allerdings ist ein statistisch erhöhtes Risiko nicht gleichzusetzen mit einem hohen Risiko! Die meisten Personen, die an einer psychischen Erkrankung leiden, werden nie an einem Suizid sterben. Dies gilt auch für solche Störungen, die besonders oft mit Suiziden in Verbindung gebracht werden wie:

- depressive Störungen,
- bipolare Störungen (bei denen die Betroffenen im Wechsel unter depressiven und euphorisch-manischen Stimmungsepisoden leiden),
- schizophrene Erkrankungen (Psychosen),
- Magersucht,
- Drogen- und Alkoholabhängigkeit und die
- Borderline-Störung[3].

95 bis 98 % derjenigen, die unter einer dieser Störungen leiden, sterben nicht durch einen Suizid. Ein Großteil der Betroffenen denkt im Verlauf der Erkrankung jedoch über einen Suizid nach. Insbesondere im Rahmen depressiver Störungen und im Kontext der Borderline-Störung treten Suizidwünsche und suizidales Verhalten so häufig auf, dass sie als bestimmendes Merkmal der jeweiligen Störungen gelten: Suizidgedanken gehören daher genauso zu einer Depression wie Engegefühle in der Brust zu einem Herzinfarkt und Müdigkeit zu einer Lebererkrankung. Die Gefahr eines Suizides nimmt bei den meisten psychischen Erkrankungen im Lauf der Krankheitsentwicklung zu, d. h. dann, wenn Patienten den Eindruck gewinnen, immer wieder in Krankheitsphasen abzurutschen, wenn Behandlungen nicht anschlagen oder berufliche Wiedereingliederungen fehlschlagen und es zu Folgeproblemen (wie langen Krankschreibungen, Arbeitsunfähigkeit, Partnerschaftsproblemen) gekommen ist. In solchen Fällen ist also besondere Wachsamkeit geboten.

Bei schizophrenen Erkrankungen ist das Risiko suizidaler Verhaltensweisen schon in der Anfangsphase der Erkrankung deutlich erhöht. Wenn man erkennt, dass man an einer schweren Erkrankung leidet, die den bisherigen Lebensplan massiv infrage stellt, und die gleichzeitig immer noch einer deutlich negativen Bewertung und Ausgrenzung unterliegt, dann sind

3 Eine Beschreibung der verschiedenen Störungsbilder findet sich im Anhang (vgl. Seite 113).

Gedanken an eine Selbsttötung nicht fern. Oftmals sind zu diesem Zeitpunkt die vielfach positiven Verläufe der Erkrankungen nicht bekannt, so dass die Zukunft in tiefstem Schwarz gezeichnet wird.

Merke:

Es lässt sich also festhalten, dass (1) Suizidgedanken im Rahmen vieler psychischer Störungen zu erwarten sind, dass (2) die wenigsten Personen, die an einer psychischen Störung leiden, einen Suizid vollziehen, dass aber (3) von denjenigen, die einen Suizid vollzogen haben, nahezu alle an einer psychischen Krankheit gelitten haben. Die Folgerung daraus ist daher ziemlich klar, auch wenn Sie diesem Gedanken vielleicht noch ablehnend gegenüberstehen: Als Erstes muss die Behandlung der psychischen Probleme in Angriff genommen werden. Erst dann sollten Sie sich wieder mit der Frage beschäftigen, ob nun der Tod für Sie immer noch die bessere Alternative zum Leben wäre.

Freitod oder rationaler Suizid?

Habe ich nicht ein Recht dazu, mein Leben selber zu beenden? Muss eine Selbsttötung immer Zeichen einer psychischen Erkrankung sein oder kann sie nicht vielmehr Ergebnis eines wohlüberlegten Entscheidungsprozesses sein?

Ein Suizidversuch bzw. ein Suizid ist keine Straftat. Entsprechend gehört zum Selbstbestimmungsrecht im Sinne der Europäischen Menschenrechtskonvention auch das Recht, über Art und Zeitpunkt der Beendigung des eigenen Lebens zu entscheiden. Ohne religiösen Hintergrund lässt sich eine Pflicht, zu leben, ohnehin kaum begründen. Die Selbsttötung ist damit eine Möglichkeit, auf die jeder letztlich auch ein Recht hat. Aus einer sozialethischen Sicht kann man einwerfen, dass dies nur dann gilt, wenn hierbei die durch besondere Bindungen entstandenen Ansprüche von Mitmenschen (wie Partner, Eltern, Kinder, Freunde) nicht verletzt werden – aber auch hierzu gibt es verschiedene Meinungen.

Suizidalität ist auch keine Krankheit. Sie ist vielmehr Ausdruck von Verzweiflung und Hoffnungslosigkeit – und in seltenen Fällen ist sie möglicherweise noch nicht einmal das, sondern tatsächlich Ergebnis eines sachlichen, unvoreingenommenen Abwägens der Vor- und Nachteile des persönlichen Weiterlebens. Hier spricht man auch vom sogenannten „Freitod". Wenn Suizidalität selbst auch keine Erkrankung ist, so sprechen Forschung und klinische Erfahrung jedoch eindeutig dafür, dass Suizidalität sehr oft ein Symptom psychischer Erkrankungen oder einer krisenhaften Zuspitzung des Erlebens ist. Die meisten Betroffenen sind also eher „blind" vor Schmerz und Verzweiflung als „frei" (Eink & Haltenhof, 2009). Der Suizid wird nur im Rahmen der Krise bzw. der Erkrankung als drängend und als einziger Ausweg gesehen und verliert mit einer Entspannung der Situation an Reiz und Notwendigkeit. Für diese Sicht spricht auch die bereits genannte Beobachtung, dass die allermeisten Betroffenen sehr glücklich darüber sind, einen Suizidversuch überlebt zu haben.

Und auch dann, wenn es sich scheinbar um einen rationalen Entscheidungsprozess handelt, muss man beachten: Selbst wer sich ganz unbeeinflusst von momentanen Gefühlszuständen, also nur von sachlichen Argumenten geleitet, für den eigenen Tod entscheidet, läuft Gefahr, dies nicht ganz freiwillig zu tun. Möglicherweise fühlt man sich von vermeintlichen Sachargumenten zu diesem Schritt gezwungen. Dies kann der Fall sein, wenn Sie Ihr eigenes Leben nicht zu den höchsten Gütern zählen, die Sie verlieren können. Wenn Ihnen Ihr Ruf, Ihre Freiheit, Ihr Besitz, Ihre körperliche Unversehrtheit, Ihr Beruf, Ihre Partnerschaft wichtiger sind als Ihr Leben, dann könnte es sein, dass Sie bereit sind, Ihr Leben aufzugeben, wenn Ihnen eines dieser Dinge irgendwie genommen worden oder abhanden gekommen ist. Die Entscheidung klingt dann auch erst mal ganz logisch und vernünftig – sie muss es aber leider nicht sein. Es besteht die Gefahr, dass man in stärkerem Maße von persönlichen Prägungen, Wertvorstellungen und Sichtweisen getrieben wird als einem bewusst ist.

Welcher Schluss lässt sich aus diesen Betrachtungen nun ziehen? Lassen Sie sich unbedingt für diese Entscheidung Zeit, prüfen Sie (nochmals) alle Möglichkeiten und geben Sie Hilfsangeboten eine echte Chance. Die Möglichkeit einer Selbsttötung läuft Ihnen nicht weg. Um wirklich von einem Freitod sprechen zu können, müssen Sie sich sehr sicher sein, dass Sie nicht aus einer vorübergehenden Stimmung heraus handeln. Wenn Stimmungen sich zuspitzen, dann lässt sich das allerdings nur sehr schwer entscheiden.

Auch einen weiteren Punkt sollten Sie bedenken: Wenn es bei einer Entscheidung um Leben und Tod geht, dann dürfen keine Fehler passieren. Menschen machen nun aber Fehler. Auch sehr gewissenhaften, sehr umsichtigen und sorgfältigen Menschen passieren Fehler. Die einzige Möglichkeit, um Fehler zu verhindern, ist es, sich gegenseitig zu kontrollieren. Menschen, die Verantwortung für das Leben anderer tragen, wie zum Beispiel Verkehrspiloten, Fluglotsen oder Chirurgen haben immer einen anderen Menschen an der Seite, der aufpasst, dass auch seltene Fehler möglichst nicht passieren können. Das heißt, eine Entscheidung gegen das Leben, die nur von einem Menschen getroffen wird, könnte ja auch falsch sein, weil sie vielleicht auf einem Missverständnis, auf einer Fehlinformation oder einer Unwissenheit beruht. Besprechen Sie Ihre Entscheidung auf jeden Fall mit einem anderen Menschen. Am besten sogar mit jemandem, der Ihnen nicht allzu nahe steht, und somit möglichst unbefangen ist. Jemand, der Ihnen nahe steht, könnte versuchen, Sie mit allen Mitteln vom Gegenteil zu überzeugen. Möglicherweise könnten Sie dann seine Argumente nicht sehr ernst nehmen.

Körperliche Erkrankungen

Neben den psychischen Erkrankungen sind auch *körperliche Erkrankungen*, wie Krebs, chronische Schmerzen und schwerwiegende neurologische Schädigungen mit einem erhöhten Suizidrisiko verbunden. Meist kommt der Gedanke „Dann will ich doch gleich gar nicht mehr leben“ schon kurz nachdem eine solche Diagnose gestellt wird. Verständlicherweise steht zu diesem Zeitpunkt die Welt erst einmal Kopf. Man denkt an fortwährende Schmerzen, an Entstellungen und Einschränkungen und daran, von anderen abhängig zu sein und sie zu belasten. In der Öffentlichkeit treffen Suizidgedanken und Suizide schwer körperlich erkrankter Menschen oftmals auf besonderes Verständnis. So gaben im Rahmen einer SPIEGEL-Umfrage 55 % der Befragten an, sich vorstellen zu können, im Alter aufgrund von Krankheit, Pflegebedürftigkeit oder Demenz ihrem Leben ein Ende zu setzen (SPIEGEL, 6/2014). Aber dies scheint sich zu ändern, wenn man dann wirklich betroffen ist. Die tatsächlichen Suizidraten kranker Personen sind bedeutend geringer – tatsächlich nehmen sich beispielsweise 99,7 % der Krebserkrankten *nicht* das Leben und es ist umstritten, ob Demenzerkrankte überhaupt ein erhöhtes Suizidrisiko haben. Entscheidender als die Art und Schwere der Erkrankung selbst, ist die Frage, ob es einem gelingt, einen Umgang mit der Erkrankung zu finden.

Sollten Sie also aufgrund einer schweren Erkrankung in eine depressive Haltung dem Leben gegenüber geraten sein, dann sind Sie wahrscheinlich auch bezüglich Ihrer eigenen Zukunft sehr pessimistisch. Sie haben keine Hoffnung und können nicht glauben, dass es für Sie und Ihre Erkrankung eine Hoffnung geben könnte. Das würde aber heißen, dass Sie annehmen, Sie könnten in die Zukunft schauen. Alleine schon der medizinische Fortschritt ist gar nicht absehbar. Wer hätte vor Jahren gedacht, dass man mit einer HIV-Infektion auch nur ansatzweise ein normales Leben würde führen können! Durch die Entdeckung wirksamer Medikamente gegen AIDS ist nicht nur die Anzahl der HIV-Todesfälle gesunken, sondern auch die Anzahl von Suiziden bei HIV-infizierten Männern (und dies um 75 %!).

Niereninsuffizienz und Glückserleben

Gesunde und neuerkrankte Personen unterschätzen in der Regel die Lebenszufriedenheit von Menschen mit Behinderungen oder schweren körperlichen Erkrankungen. Stellen Sie sich vor, Sie würden an einer extremen Nierenschwäche, einer sogenannten Niereninsuffizienz leiden, stellen sie sich zudem vor, sie müssten wegen dieser Probleme pro Woche eine Dialysebehandlung, also eine stundenlange Blutwäsche über sich ergehen lassen und überdies eine sehr strenge Diät halten. Was denken Sie, wie glücklich oder unglücklich sie wären? Eine amerikanische Forschergruppe untersuchte dies in einer Vergleichsstudie von gesunden Personen und Dialysepatienten (Riis und Kollegen, 2005). Die Teilnehmer beider Gruppen erhielten einen kleinen Taschencomputer, der sie alle 90 Minuten anpiepste und aufforderte anzugeben, wie zufrieden sie sich gerade fühlten. Über den Zeitraum von einer Woche wurden die Antworten der Studienteilnehmer gesammelt und dann miteinander verglichen. Erstaunlicherweise fand sich kein Unterschied im

Glückserleben der beiden Gruppen: Die gesunden Personen waren nicht glücklicher und die Dialysepatienten waren nicht unglücklicher als die jeweils anderen! Menschen scheinen sich – nach einer Krisenphase – recht gut an körperliche Einschränkungen zu gewöhnen. Betroffene beschreiben, dass es im Prozess der Erkrankung zu einer allmählichen Anpassung der persönlichen Einstellungen und Erwartungen käme und dass ihnen tatsächlich eingetretene Einschränkungen oftmals nicht annähernd so schrecklich vorkämen, wie sie Jahre zuvor befürchtet hätten.

Belastende Lebensereignisse

Suizidale Personen sind aber nicht nur besonders oft durch psychische und körperliche Erkrankungen belastet, hinzukommen vielfach weitere *belastende Lebensereignisse*, die die persönlichen Bewältigungsmöglichkeiten zusätzlich (über)fordern. In Studien zeigt sich, dass in etwa 80 % der Personen, die einen Suizid begingen, in den Monaten vor ihrem Tod
- vermehrt berufliche und schulische Probleme,
- familiäre Konflikte,
- finanzielle Schwierigkeiten,
- juristische Auseinandersetzungen,
- traumatische Erlebnisse,
- Arbeitslosigkeit sowie
- Trennungen (eigener Beziehungen, Scheidung der Eltern) und
- Todesfälle erlebten.

Oftmals kommen verschiedene kritische Lebensereignisse zusammen und oftmals wird man davon sehr plötzlich und unvorbereitet überrascht. Schwierige Lebenssituationen und Krisen sind also ebenfalls häufige Auslöser, wenn Menschen sich überlegen, lieber sterben zu wollen als diese Umstände auszuhalten. Auch hier kommt es darauf an, wie diesen Veränderungen begegnet wird. Sie können zum Beispiel folgendes Experiment machen: Stellen Sie anderen Menschen die Frage, wann der Punkt erreicht ist, dass die angesammelten Schulden so hoch sind, dass es sich nicht mehr lohnt, weiterzuleben. Sie werden sehr unterschiedliche Antworten erhalten.

Das heißt, es sind nicht die äußeren Umstände an sich, die einen suizidal machen, sondern immer die eigene Wahrnehmung und die eigene Bewertung der Situation. Wäre es nicht so, dann müssten sich alle Menschen in schwierigen Lebenssituationen das Leben nehmen. Zum Glück gibt es hier viele Gegenbeispiele! Denken Sie allein an die Berichterstattung über Politiker- oder Wirtschaftsskandale in den vergangenen Jahren – extreme Demütigungen und zum Teil auch harte Strafen, aber kaum Suizide. Schwierige und demütigende Situationen führen demnach nicht zwangsläufig in den Tod; weder bei berühmten Personen noch bei Normalsterblichen.

Weil es die eigenen Gedanken sind, die den Entschluss zu einer Selbsttötung vorantreiben, ist auch niemand am Suizid eines anderen schuld! Das soll nicht in Frage stellen, dass suizidale Menschen nicht tatsächlich oft unter negativem oder sogar böswilligem Verhalten von Mitmenschen gelitten haben bzw. leiden. Die suizidale Person aber hat sich für den Suizid entschieden. Diese Entscheidung hat die Person selbst – und niemand anderes – getroffen. Andere Leute treffen diese Entscheidung unter vergleichbaren Umständen nicht. Es kann also nicht die Situation oder das Verhalten Dritter sein, das einen Suizid unmittelbar verursacht. Letzteres soll jedoch nicht heißen, dass es nicht gut und absolut wünschenswert ist, sich verantwortlich zu fühlen, wenn sich ein Mensch in einer derartigen Sackgasse befindet.

1.3 Wie entwickelt sich Suizidalität weiter?

Wie eingangs bereits beschrieben, entwickeln sich suizidale Krisen in unterschiedlichem Tempo. In den meisten Fällen sind Menschen über einen längeren Zeitraum mit Gedanken von eher passiver Lebensmüdigkeit hin zu aktiveren Suizidgedanken und Planungen beschäftigt. Natürlich gibt es aber auch Fälle, in denen der Wunsch, tot zu sein, sehr schnell und ohne große vorausgehende Planungen in die Tat umgesetzt wird. So berichteten in einer amerikanischen Studie beispielsweise ein Viertel der Betroffenen, dass zwischen der Entscheidung, sich das Leben zu nehmen, und der Umsetzung dieser Entscheidung weniger als fünf Minuten lagen (Simon und Kollegen, 2001). Eine solche Entscheidung kann kaum gut überlegt sein. Im Grunde muss dies eher als unglücklicher Unfall angesehen werden und nicht als eine gut überlegte bewusste Tat. Das Risiko, dass auf Suizidgedanken ein Suizidversuch folgt, ist im ersten Jahr nach dem Auftreten der Suizidgedanken am höchsten. Die allermeisten Menschen, die unter Suizidgedanken leiden, machen aber niemals einen Suizidversuch. Und auch diejenigen, die einen Suizidversuch unternommen haben, sind keineswegs dazu „verurteilt“, irgendwann einmal an einem Suizid zu sterben. Vielmehr werden 70 % dieser Personen *keinen* weiteren Suizidversuch unternehmen und 95 % dieser Personen werden *nicht* an einem Suizid sterben, sondern wieder einen Weg ins Leben zurückfinden!

Suizidmythos 3: „Nur wer es „ernsthaft“ versucht hat, ist weiterhin suizidgefährdet.“

Aus der Letalität einer gewählten Suizidmethode, das heißt aus der Wahrscheinlichkeit, wie sicher die Methode zum Tod führt, lässt sich kein Rückschluss auf die Ernsthaftigkeit der Absicht schließen. Manche denken, dass das gewählte Mittel todsicher sei. Andere hoffen gleichzeitig, dass das gewählte Mittel todsicher und nicht todsicher sei. Viele Leute wissen nicht, welche Mittel es braucht, um wirklich zu sterben. Und es gibt die, die gegen ihren Willen gerettet wurden, wie es auch die gibt, die eigentlich alles so geplant hatten, dass sie hätten gefunden werden müssen, dann aber nicht gefunden und nicht gerettet werden konnten.

Suizidmythos 4: „Wer einmal einen Suizidversuch macht, neigt immer wieder dazu.“

70 % derer, die einen Suizidversuch unternommen haben, unternehmen keinen weiteren. 95 % derer, die einen Suizidversuch unternommen haben, sterben auch später nicht durch einen Suizid.

Sehr eindrucksvoll zeigte sich die geringe Wiederholungsrate in einer Untersuchung des Amerikaners Richard Seiden im Jahre 1978. Er hat sich die Frage gestellt, was aus den Menschen geworden ist, die an einem Sprung von der Golden Gate Bridge gehindert wurden. Allein in der Zeit von 1937 bis 1971 waren dies insgesamt 515 Personen. Angesichts der gewählten Methode kann man davon auszugehen, dass diese Menschen tatsächlich fest entschlossen waren, zu sterben. Wahrscheinlich weiß nämlich kaum jemand, dass etwa 30 der insgesamt über 1 600 bis heute von dieser Brücke gesprungenen Menschen überlebt haben. Nun könnte man vermuten, dass diese

Leute sich durch einem kurzen Polizeieinsatz nicht von ihrem Entschluss, zu sterben, abbringen lassen, sondern ihren Suizidwunsch einfach zu einem späteren Zeitpunkt in die Tat umsetzen. Dies war aber mitnichten der Fall: Von den 515 Personen starben weniger als 5 % innerhalb des langjährigen Untersuchungsintervalls an einem Suizid. 95 % starben nicht durch einen Suizid! Wiederum zeigte sich, dass das Risiko für einen erneuten Suizidversuch bzw. vollendeten Suizid im ersten Jahr nach dem verhinderten Suizidversuch am höchsten war. Dies ist auch erklärbar. Die Probleme, die zum Suizidwunsch geführt haben, werden durch den Suizidversuch ja nicht gelöst, sondern bleiben in der Regel weiterhin bestehen. Allerdings verweist die geringe Wiederholungsrate auch darauf, dass die meisten Personen im Anschluss an den Suizidversuch anders mit ihren Problemen umgehen können. Wie lässt sich das erklären? Vermutlich ist ein Suizidversuch in vielen Fällen so etwas wie ein Weckruf für den Betroffenen. Man ist erschrocken über das, was man beinah getan hätte, und nimmt vermehrt Hilfsangebote von Freunden, Verwandten und professionellen Diensten in Anspruch, so dass eine andere Sicht auf die eigene Situation möglich wird.

Beispiel Kevin Berthia und Kevin Briggs

Im März 2005 klettert der damals 22-jährige Kevin Berthia über die Brüstung der Golden Gate Bridge, um sich das Leben nehmen. Er berichtet von Depressionen, finanziellen Problemen und dem Verlust des Arbeitsplatzes als Auslöser für seine Verzweiflung. Er ist entschlossen zu sterben. Eine Motorradstreife der Highway Patrol kommt zu der Stelle, an der Berthia sich am Geländer festhält. Der Polizist Kevin Briggs redet über eine Stunde mit Berthia; er lässt ihn von seinen Schwierigkeiten und seinem Leid erzählen. Schließlich lässt Berthia sich über die Brüstung zurück auf den Gehweg helfen. Im Jahr 2013 trafen die beiden sich wieder. Berthia hat mittlerweile zwei Kinder und berichtet in einem Zeitungsinterview, dass er sehr dankbar für den Einsatz von Kevin Briggs sei: Briggs habe ihm das Gefühl gegeben, dass er ihn einerseits sehr gut verstehen könne und dass er andererseits Alternativen sähe. Er habe ihm zugehört und Mitgefühl gezeigt – dies habe ihn bestärkt, es nochmal zu probieren. Ansehen kann man sich die Bilder der Rettung und des Wiedersehens im Internet (Suchbegriffe Berthia und Golden Gate Bridge).

1.4 Wie wirken suizidale Menschen auf andere?

Die meisten Menschen fühlen sich bei dem Thema Suizidalität hilflos und unsicher. Es ist daher schwer vorherzusagen, wie nahestehende Personen reagieren werden, wenn Sie von Ihren Suizidgedanken oder einem Suizidversuch berichten. Manche werden mit Sympathie und Verständnis reagieren. Viele werden ängstlich und andere reagieren sogar ärgerlich. Einem Menschen, der tot sein will, kann man als Freund, Partner oder Angehöriger nicht neutral gegenüberstehen. Es drängen sich vielmehr Fragen auf wie „Liegt es an mir, dass meine Tochter nicht mehr leben möchte?“, „Gehört meine Tochter auf eine geschlossene Station?“, oder man neigt zu Bewertungen wie „Wegen so etwas denkt man doch nicht an einen Selbstmord?“, „In ihrer Situation wüsste ich auch nicht, ob ich weiterleben wollte“. Ängste sind natürlich am häufigsten: „Was, wenn sie wirklich sterben wird?“, „Diese Angst ist zermürbend“ sind Gedanken, die viele Menschen in solche Situationen umtreiben. Um mit der eigenen Hilflosigkeit klar zu kommen, reagieren manche mit Beschönigungen wie „Er wollte sich doch gar nichts antun.“ Sie reden sich ein, dass der Versuch ja gar nicht ernst gemeint war. Andere reagieren mit dem Herunterspielen der Schwierigkeiten oder mit leeren Beschwörungsformeln wie „Das wird schon wieder“. Manche drängen auf rasche Veränderungen, anstatt zu hören, was das Leben gerade so unerträglich macht oder einfach anwesend zu sein und Unterstützung anzubieten. Schlimmstenfalls wird das Thema einfach „totgeschwiegen“. Suchen Sie sich in einem solchen Fall andere Ansprechpartner, oder sagen Sie Ihren Mitmenschen, was Sie gerade brauchen. Denken Sie nicht, dass diese so reagieren, weil sie Sie nicht mögen oder weil Sie „komisch“ sind. Zumeist ist es lähmende Angst oder auch pure Hilflosigkeit, die solche unpassenden oder ungeschickten Reaktionen hervorbringt.

Wenn Sie sich entschließen, Ihre Suizidgedanken zu offenbaren, müssen Sie also mit sehr unterschiedlichen Wirkungen auf diese Menschen rechnen. Ein Suizidversuch dagegen führt ziemlich sicher dazu, dass die, die Sie lieben, große Angst um Sie haben werden. Diese Menschen werden – nach dem Suizidversuch – einige Zeit brauchen, um wieder einen normalen Umgang mit Ihnen pflegen zu können. Sie werden permanent Angst haben, dass Sie es erneut versuchen könnten und sie werden möglicherweise stark kontrollierend mit Ihnen umgehen. Es wird dauern, bis Ihre Angehörigen wieder an Ihren neu entstandenen Lebenswillen glauben können. Immer wieder finden sich aber auch hier verharmlosende und verleugnende Reaktionen. Aus Angst davor, sich eingestehen zu müssen, dass Sie tatsächlich sterben wollten, und – nicht selten auch aus Scham davor, was die Nachbarn und andere denken könnten – wird von einem „Unfall“, einer „Mutprobe“, einem „Versehen“ oder einer nicht ernst zu nehmenden „Verrücktheit“ gesprochen. Sollten Sie mit solchen Reaktionen konfrontiert sein, dann wäre es wiederum gut, wenn Sie für Ihre offenen Fragen und ungeklärten Probleme unbefangenere Gesprächspartner hätten. Suchen Sie sich dann dafür, wie oben schon empfohlen, am besten fachliche Hilfe in Ihrer Nähe (vgl. Kapitel 5).

Suizidgesten

In Befragungsuntersuchungen geben in etwa 50 % der Betroffenen an, dass sie bei einem Suizidversuch gar nicht haben sterben wollen; es sei eher ein „Schrei nach Hilfe“ gewesen. Nun funktioniert das manchmal, ist gleichzeitig aber natürlich eine extrem riskante Art, um Hilfe zu bitten.

Wenn allerdings jemand den Eindruck gewinnt, dass ihm nur durch Selbstverletzungen und Suizidversuche die gewünschte Zuwendung, Aufmerksamkeit und Unterstützung zuteil wird, kann auch eine Problemverschlimmerung eintreten. In einem solchen Fall steigt das Risiko, dass es zur Wiederholung von Suiziddrohungen und Suizidversuchen kommt; doch selbst dann, wenn all diese Verletzungen und Versuche mit Aufmerksamkeit bedacht werden, bleibt ein zentrales Problem bestehen: Das Bedürfnis, *als Person* geliebt, geschätzt, respektiert und geachtet zu werden, wird durch diese Aufmerksamkeit – die dem *Verhalten*, nicht aber der *Person* gilt – überhaupt nicht befriedigt. Es handelt sich um „hohle Kalorien“, die keinen Nährwert haben. Ein Partner, der bei Ihnen bleibt, weil er Angst hat, dass Sie sich andernfalls das Leben nehmen, wird sich möglicherweise nur aus Angst kümmern und Sie umsorgen. Dass er Sie mehr liebt als vorher, ist indessen eher unwahrscheinlich. Es besteht vielmehr die Gefahr, dass er sich eingeschränkt und unfrei fühlt und zunehmend gereizt und abweisend auf Sie reagiert. An dieser Stelle entsteht nun leicht ein Teufelskreis, bei dem sich Rückzugsverhalten auf Seiten des einen Partners und Aufmerksamkeit einforderndes Verhalten auf Seiten des anderen Partners gegenseitig aufschaukeln. In vielen Fällen wird professionelle Hilfe erforderlich und hilfreich sein, um aus dieser Eskalation auszusteigen.

Und wie geht es den Menschen, die einen vollendeten Suizid miterleben müssen? Die Frage ist leicht und eindeutig zu beantworten: extrem schlecht! Von einem Suizid sind im Durchschnitt sechs bis zehn weitere Menschen unmittelbar und massiv betroffen, meist nahestehende Angehörige. Hinzu kommen natürlich weitere Personen, die als Arbeitskollegen, Vereinsfreunde, Mitpatienten usw. mit dem Verstorbenen in Kontakt standen. Aus verschiedenen Gründen ist die Trauer nach einem Suizid oftmals schwerer zu bewältigen als nach einem anderen Tod:

- Tode durch Suizid sind meist plötzlich und unerwartet. Zudem geschehen sie alleine, in Abwendung von den Angehörigen – diesen wird damit die Möglichkeit genommen, sich zu verabschieden und die Gründe zu verstehen.
- Suizide sind häufig gewaltsame Tode. Die Hinterbliebenen sind mit einem stark entstellten Leichnam – oder mit der Vorstellung eines ebensolchen – konfrontiert. Entsprechende Bilder brennen sich ein und es dauert lange, bis andere Bilder vom Verstorbenen überhaupt wieder erinnert werden können. Gedanklich werden die letzten Stunden des Verstorbenen immer wieder (re-)konstruiert; qualvolle Vorstellungen drehen sich darum, dass der Verstorbene möglicherweise starke Ängste und Schmerzen erlitten haben könnte, oder aber – im letzten Moment – vergeblich auf Rettung gewartet hat.
- Suizide rufen starke, widersprüchliche und belastende Empfindungen bei den Hinterbliebenen hervor. Schuldgefühle („Ich hätte es merken müssen!“, „Ich hätte mich mehr um ihn/sie kümmern müssen, dann wäre das nicht passiert“), die Frage nach der eigenen (Un-)Wichtigkeit („Das Leben mit mir hat ihm/ihr nicht genügt“) und die Zweifel am bisherigen gemeinsamen Leben („Hat er mich je geliebt oder hat er/sie mir immer nur etwas vorgespielt“) sind Themen anhaltender Grübeleien. Nicht selten beginnen die Hinterbliebenen sich zu fragen, ob der Verstorbene Ihnen absichtlich auf brutale Weise hat weh tun wollen und sie suchen nach Hinweisen, dass der Verstorbene sie gehasst haben könnte. Da keine dieser Fragen mehr mit Sicherheit geklärt werden kann, bleibt massive Verunsicherung zurück. Das Vertrauen in die eigene Fähigkeit, Situationen und Personen richtig einzuschätzen, wird durch den Suizid nachhaltig erschüttert. Schließlich treten auch Wut und Ärger auf den Verstorbenen auf („Wie konntest du mir das antun? Was habe ich dir getan: Warum wolltest du mein Leben ruinieren, warum hast du mir jede Zukunft ge-

nommen?“). So oder so wird das Leben der Betroffenen nie mehr das gleiche sein. Es wird keine unbeschwerten Erinnerungen mehr an das gemeinsame Leben geben.

- Suizid-Hinterbliebene erhalten oft weniger Unterstützung als andere Hinterbliebene. Offene oder verdeckte Schuldzuweisungen („Das hätte man doch merken müssen“), Vorwürfe („Hättest du dich mal mehr gekümmert“), Abwertungen des Verstorbenen („Das Schwein hätte dir nie so etwas antun dürfen“) oder aber Angst vor dem Thema und Hilflosigkeit tragen dazu bei, dass Suizid-Hinterbliebene sich stärker aus sozialen Kontakten zurückziehen, oder aber tatsächlich ausgegrenzt werden.

Nicht wenige Hinterbliebene erwägen oder vollziehen in der Konsequenz selber einen Suizid oder entwickeln eine psychische Erkrankung.

„Ich bin doch nur eine Last.“

Im Rahmen suizidaler Krisen berichten viele Betroffene von Vorstellungen, wie z. B. „Ich bin eine Last für andere“, „Für meine Angehörigen wäre es besser, wenn ich nicht mehr leben würde“, – manche werden gerade wegen solcher Gedanken suizidal. Solche Gedanken sind sehr gefährlich, vor allem weil sie so selbstlos klingen! Schenken Sie diesen *Einflüsterungen der Suizidalität* keinen Glauben, auch wenn sie sehr glaubwürdig und mit vielen Alltagsbeispielen daherkommen! Es mag stimmen, dass Sie derzeit auf die Hilfe und Unterstützung von anderen angewiesen sind, vielleicht sind Sie dies auch schon sehr lange oder werden es sehr lange oder auch für immer bleiben. Es mag auch stimmen, dass andere dadurch ihre Lebensführung zeitweilig oder andauernd umstellen und verändern müssen. Und es mag schlussendlich sogar sein, dass andere dadurch manchmal angestrengt sind.

Das bedeutet aber keinesfalls, dass diese Sie nicht mehr aushalten und ertragen könnten. Wir werden durch viele Dinge in unserer Lebensführung beeinflusst und wir sind von vielen Dingen immer mal genervt. Das bedeutet aber nicht, dass wir nicht trotzdem und ganz grundsätzlich mit ihnen einverstanden sind und gerne Zeit und Mühe in sie investieren. Wer ist nicht manchmal davon genervt, Kinder versorgen zu müssen, wer hat sich nicht schon einmal gewünscht, er müsse abends nicht nochmal mit dem Hund gehen, und wer fand seine tägliche Arbeit nicht schon einmal anstrengend und belastend – gleichzeitig heißt das nun aber mitnichten, dass man lieber keine Kinder, keinen Hund und keine Arbeit haben wollte!

Die beschriebenen Auswirkungen von Suiziden auf enge Angehörige machen vielmehr sehr deutlich, dass die Belastungen, die durch einen Suizid entstehen alle anderen Belastungen bei weitem überschreiten – und dies gilt sowohl für die Intensität als auch für die Dauer der Belastung. Wenn Sie Ihre Angehörigen wirklich entlasten wollen, dann suchen Sie dafür lieber andere Möglichkeiten als eine Selbsttötung.

In den letzten Absätzen ging es vor allem darum, wie sich Suizidalität zeigt und wen dies alles betreffen kann. Auf den nächsten Seiten wollen wir Ihnen erklären, warum sich bei manchen Menschen Selbsttötungsabsichten entwickeln. Wenn Sie nun bis hierher gelesen haben, dann legen Sie am besten erst einmal eine Pause ein. Vielleicht trinken Sie etwas, rauchen eine Zigarette oder bewegen sich etwas. Vielleicht lassen Sie sich auch etwas länger Zeit und lesen erst morgen weiter.

2 Wie entsteht „Suizidalität"?

Ein Selbstmord kann vielerlei Ursachen haben,
und im Allgemeinen sind die sichtbarsten nicht eben die wirksamsten gewesen

(Albert Camus, 1950, 2000)

Verschiedene Risikofaktoren für das Aufkommen von Suizidalität wurden bereits im ersten Kapitel erwähnt: Psychische und körperliche Erkrankungen, schwerwiegende Lebensereignisse und chronische Belastungen gehen allesamt mit einem erhöhten Risiko für suizidales Erleben und Verhalten einher. Gleichzeitig nehmen sich – wie bereits mehrfach gesagt – die wenigsten Personen, die unter einer oder mehreren dieser Belastungen leiden, das Leben. Wichtiger als die Art der Belastung sind die Bewertungen, Sichtweisen und Haltungen, mit denen diesen Problemen begegnet wird. In Untersuchungen und in Gesprächen mit suizidalen Personen zeigen sich immer wieder folgende Themen als besonders schwerwiegend:

1. Der Eindruck, in einer ausweglosen Situation gefangen zu sein,
2. Hoffnungslosigkeit,
3. das Gefühl, eine Last für andere zu sein,
4. Einsamkeitsgefühle und fehlendes Zugehörigkeitserleben zu anderen Menschen,
5. Impulsivität und das Empfinden, eine Situation unmöglich länger ertragen zu können.

Oftmals bestehen diese verschiedenen Wahrnehmungen nebeneinander und verstärken sich gegenseitig. Es kommt also zu einer wechselseitigen Aufschaukelung. Dies kann in einen Zustand zunehmender Fixierung auf den Tod als einzige gangbare Lösung münden. In Abbildung 2 findet sich eine vereinfachte schematische Darstellung. Die einzelnen Erlebensweisen werden im Folgenden etwas genauer beschrieben. Zusätzlich wird auf die Bedeutung von genetischen Faktoren, Furchtlosigkeit und der Berichterstattung über Suizide in den Medien eingegangen.

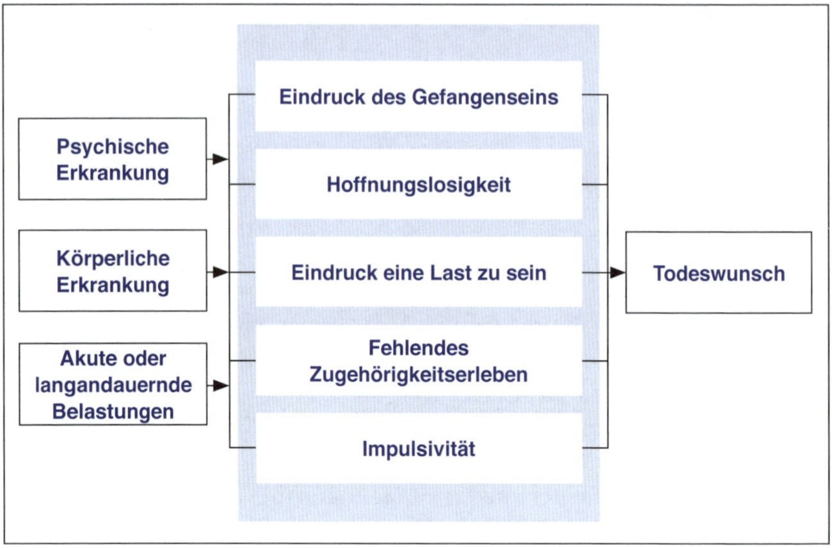

Abbildung 2: Entstehung von Suizidwünschen

Eindruck des Gefangenseins

Das Gefühl, keine Fluchtmöglichkeit in einer ausweglos erscheinenden Situation zu haben, ist eng verknüpft mit dem Wunsch, man möge tot sein. Demütigende, beschämende Ereignisse, wie öffentliche Bloßstellungen oder berufliches Versagen, finanzielle Probleme und Arbeitslosigkeit können einen genauso in die Ecke drängen wie anhaltende Grübeleien, das gedankliche Wiedererleben traumatischer Ereignisse oder drohende körperliche Probleme. Paul Quinnet, ein kanadischer Psychotherapeut, vergleicht die Situation sehr treffend mit der eines Käfers, der in eine Tasse gefallen ist: „Haben wir uns erst einmal an einem Problem festgezurrt, sind unsere Lösungsmöglichkeiten auf das beschränkt, was wir sehen. Wir sind in unserer Tasse herumgelaufen, immer wieder, und da wir keinen Ausweg sahen, ließen wir alle Hoffnung fahren und glaubten uns für immer gefangen. Wir kletterten hoch, aber rutschten zurück, alle Versuche misslingen. Sind wir schließlich überzeugt, dass ein Entkommen unmöglich ist, werden wir depressiv, hilflos, hoffnungslos und manchmal scheint der Tod der einzige Ausweg" (Quinnett, 1990, S. 34). In diesen Situationen braucht der Käfer – genau wie wir – Glück oder eine helfende Hand. Solange man versucht, ein Problem alleine lösen zu wollen, sind die Möglichkeiten oft eingeschränkt. Im ersten Schritt geht es also darum, sich anderen anzuvertrauen und nicht darauf zu beharren, alle Schwierigkeiten alleine lösen zu wollen oder zu müssen. „Wir sind alle wie Käfer in einer Tasse – wir können uns im Inneren umschauen, aber nicht über den Rand hinweg. Wir sehen nicht, was außerhalb liegt. Und da wir nichts sehen, können wir uns auch nicht vorstellen, was wir tun würden" (Quinnett, 1990, S. 36).

Nun sind suizidgefährdete Personen oft nicht nur besonders schwierigen Problemen ausgesetzt, sondern sie leiden – im Moment der Krise – oft auch unter einer Einschränkung der eigenen Problemlösefertigkeiten. Dies macht es noch schwerer, Lösungen zu finden. Starke Gefühle, Konzentrationsprobleme, Niedergeschlagenheit, anhaltendes Grübeln, Alpträume und andere Schlafschwierigkeiten machen es nicht einfach, auf gute Lösungsideen zu kommen. Zusätzlich stört hier auch noch eine besondere Eigenschaft unseres Gedächtnisses: Zum einen erinnert man in negativer Stimmung leichter und häufiger negative Ereignisse und zum anderen leiden viele depressive und suizidale Personen unter sogenannten *übergeneralisierten Erinnerungen*. Übergeneralisiertes Erinnern meint, dass es einem schwerfällt, sich an konkrete Ereignisse (z. B. einen bestimmten Strandspaziergang oder ein Konzert) zu erinnern und man sich eher global und ungenau an längere Phasen oder Lebensabschnitte erinnert („meine Kindheit war schrecklich"). Man verallgemeinert also negative Erlebnisse, was verschiedene Probleme mit sich bringt: Diese negativen Erinnerungen beeinflussen das eigene Denken über Gegenwart und Zukunft. So bekommen Erlebnisse, an die wir uns leicht erinnern, mehr Wahrheitsgehalt als Erlebnisse, an die wir uns nur schwer erinnern können. Außerdem erhalten sie mehr Allgemeingültigkeit. Man glaubt, dass nicht nur einzelne Erlebnisse, sondern weite Teile des Lebens schlecht gewesen seien. Zum anderen können solche globalen und allgemeinen Erinnerungen viel weniger dabei helfen, gegenwärtige Probleme zu lösen. Die Folge ist meist ein regelrechter Strudel negativen Denkens. Hieraus kann sich leicht der Eindruck entwickeln, dass die persönlichen Probleme nur durch den Tod gelöst werden können.

Der Eindruck des Gefangenseins wird also nicht allein durch die Lebenssituation bestimmt, sondern auch durch Denkmuster, auf die man nur einen geringen Einfluss hat, und eine (zwischenzeitlich) herabgesetzte Fähigkeit, Probleme zu lösen. Die gute Nachricht ist, dass es mit der Überwindung einer suizidalen Krise auch zur Regeneration der persönlichen Problemlösefähigkeiten kommt. In der Krise selbst ist man aber in stärkerem Maße auf die Unterstützung anderer angewiesen. Diese Unterstützung sollten Sie suchen. Zudem sollten Sie der Vorstellung, dass es keinerlei Ausweg aus der derzeitigen Situation gibt, sehr kritisch gegenüberstehen. Es gibt immer mehr als nur zwei Lösungen für ein Problem. Das mag provokant klingen, aber diese Überzeugung ist auch der erste Schritt auf dem Weg aus dem Gefängnis.

Hoffnungslosigkeit

Eng verknüpft mit dem Eindruck, hilflos gefangen zu sein, ist das Erleben von Hoffnungslosigkeit. Erst die Vorstellung, dass die Zustände für immer so bleiben werden, erklärt den Schrecken des mutmaßlichen Gefangenseins. Der Eindruck, eine Last für andere zu sein, die Gefühle von Niedergeschlagenheit und Angst werden erst dadurch so belastend, dass keine Hoffnung auf Besserung gesehen wird. Nach einer Reihe von Fehlschlägen und Enttäuschungen werden Sie auch erst einmal glauben, dass es in der Zukunft genauso weitergehen wird: Das Eintreten weiterer belastender Ereignisse wird als hochwahrscheinlich, das Eintreten erwünschter Ereignisse als extrem unwahrscheinlich und eine Veränderung der Situation zum Besseren wird als Illusion, als „frommer Wunsch" empfunden. Wahrscheinlich kennen daher auch Sie ähnliche negative Gedanken, wie z. B. „Ich werde nie wieder einen Partner haben", „Ich werde mich nie wieder glücklich und entspannt fühlen", „Ich werde nur noch vor mich hinvegetieren" oder Sinnlosigkeitserwägungen, wie z. B. „… und wenn das so ist, wofür soll ich dann überhaupt noch weitermachen?".

Ein Leitspruch vieler Psychotherapeuten ist: „Sag niemals nie!!" Aber möglicherweise sind Sie selbst weit weg von einer solchen Idee und halten diesen Satz vor allem für unlogisch. Im folgenden Kapitel finden Sie weitere Anregungen zum Aushalten von Hoffnungslosigkeit.

Eindruck, eine Last für andere zu sein

Wie bereits im vorangegangenen Kapitel dargestellt, ist die Überzeugung, die eigene Existenz sei eine Last für Familie, Freunde und/oder die Gesellschaft, eine weitere und besonders gefährliche Idee suizidaler Personen. Die Überzeugung eine Last zu sein kann sich bis hin zu der Ansicht steigern, dass der eigene Tod für das Umfeld eine erwünschte Erleichterung darstellen würde. Eine entsprechende Einschätzung drückt sich beispielsweise im

Abschiedsbrief des Musikers Kurt Cobain aus, der sich im Jahr 1993 suizidiert hat. Er schreibt mit Bezug auf seine Tochter: „[…] für Frances, deren Leben so viel glücklicher sein wird ohne mich" (Cobain, 2003). Der Eindruck, eine Last zu sein, mag sich insbesondere dann aufdrängen, wenn man aufgrund körperlicher und psychischer Erkrankungen pflegebedürftig ist und viel Unterstützung benötigt, wenn man aufgrund von Arbeitslosigkeit nur wenig zum Familieneinkommen beitragen kann oder häufige Konflikte und Streitigkeiten dazu beitragen, dass man sich selbst als schwierig und anstrengend erlebt. Insgesamt findet man sich selbst derart unnütz und unfähig, dass man sich beim besten Willen nicht vorstellen kann, dass andere das anders sehen oder gar damit leben können. Letztlich wäre der Suizid dann keine Flucht vor den Problemen, sondern ein Opfer, das man bringen würde. Ob Kurt Cobains Tochter dies heute, nach mehr als 20 Jahren, so positiv sehen kann, muss sie natürlich selbst beurteilen. Wir wissen nur, dass Angehörige sich zwar Entlastungen und Hilfe wünschen, aber ein solches Opfer trotz möglicher Belastungen weder wollen noch erwarten.

Fehlendes Zugehörigkeitserleben und Einsamkeit

Das Bedürfnis nach sozialer Zugehörigkeit ist ein grundlegendes menschliches Motiv. Wird dieses Bedürfnis nicht oder nur unzureichend befriedigt, zeigen sich unterschiedliche negative Wirkungen – eine davon kann das Aufkommen von Suizidwünschen sein. Es gibt Hinweise darauf, dass der seelische Schmerz, der mit sozialer Ablehnung einhergeht, ähnliche Hirnareale aktiviert wie körperlicher Schmerz und vergleichbar, wenn nicht sogar schlimmer, fühlt er sich an. Der Eindruck, nicht Teil einer wertgeschätzten Gruppe, einer Familie und/oder eines Freundeskreises zu sein, ergibt sich aus dem Erleben von Einsamkeit („Ich fühle mich wie von anderen abgeschnitten") und dem vermeintlichen oder wirklichen Fehlen wechselseitiger Unterstützung („Ich habe niemanden, an den ich mich wenden kann", „Ich selber bin für niemanden da"). Entsteht der Eindruck, dass man für niemanden wichtig ist und dass es niemandem wichtig ist, ob man existiert, dann ist der Schritt zu Suiziderwägungen nicht weit: „Einsamer als mein Leben kann der Tod nicht sein". Entsprechende Gefühle stellen sich vor allem dann ein, wenn es zu Trennungen und Todesfällen gekommen ist, oder wenn aufgrund von Missbrauchserfahrungen oder Mobbing sowohl das Vertrauen in die eigene Liebenswürdigkeit und Kompetenz als auch das Vertrauen in andere Menschen stark angegriffen wurde.

Auf der anderen Seite kann der Eindruck, dass es Menschen gibt, die für einen da sind und für die man selber da ist, so machtvoll sein, dass selbst im Angesicht massiver Belastungen eine Selbsttötung keine Option darstellt („Ich könnte es meinem Vater nie antun“, „Was soll aus meinen Kindern werden“). Sogar die Bindung an ein Tier kann Menschen davon abhalten, den letzten Schritt zu tun („Ich würde es nie zulassen, dass mein Hund ins Tierheim kommt“, „Mein Pferd würde zum Schlachter gegeben werden und das will ich nicht“).

Briefe gegen den Suizid

Die besondere Bedeutung von Zuwendung und Zugehörigkeitserleben konnte in einer Untersuchung von Jerome Motto und Alan Bostom aus dem Jahr 2001 eindrucksvoll gezeigt werden. In ihrer Studie boten sie Patienten, die wegen Depressionen und/oder Suizidalität im Krankenhaus behandelt wurden an, dass ihnen nach ihrer Entlassung in regelmäßigen Abständen ein kurzer Brief zugeschickt werde. Nach dem Zufallsprinzip erhielt die Hälfte aller teilnehmenden Personen sodann über fünf Jahre hinweg, in etwa alle drei Monate, einen Brief. Diese unterschieden sich im Text; in allen wurde jedoch der Wunsch zum Ausdruck gebracht, es möge der Person gut gehen und es wurde ihr angeboten, sich bei Bedarf melden zu können. Die Briefe lasen sich in etwa so: *„Es ist nun einige Zeit vergangen, seit sie hier waren. Ich hoffe, dass es Ihnen soweit gut geht. Denken Sie daran, dass Sie sich jederzeit bei uns melden können. Es würde mich freuen, von Ihnen zu hören, falls Sie mir einige Zeilen schreiben wollen; nötig ist es aber nicht“.* Der Effekt dieser minimalen Zuwendung zeigte sich deutlich: In der Gruppe, die die Briefe erhielten, kam es zu weniger Suiziden in den folgenden fünf Jahren, als in der Gruppe, die keine solchen Briefe erhielten. In weiteren Studien zeigte sich, dass diejenigen, die angeschrieben wurden, seltener einen Suizidversuch unternahmen als diejenigen, die nicht angeschrieben wurden. Einzelne Teilnehmer brachten ihre Dankbarkeit für die Briefe in kurzen, zum Teil sehr deutlichen Antwortschreiben zum Ausdruck: „Ich kann Ihnen gar nicht sagen, was Ihre kurzen Briefe mir bedeuten … jemand kümmert sich!“ oder, „Sie sind der hartnäckigste Mistkerl der mir jemals begegnet ist, das heißt Sie müssen ernsthaft an mir und meinem Wohlergehen interessiert sein.“

Impulsivität

Hoffnungslosigkeit kann als der gemeinsame Nenner vieler Suizide bezeichnet werden. Es gibt aber auch Suizidhandlungen, denen keine lange Phase der Hoffnungslosigkeit vorausgeht, sondern die vielmehr durch plötzliche sehr impulsive Handlungen charakterisiert sind. Die Bedeutung von Impulsivität, also der Neigung, schnell und ohne langes Überlegen Entscheidungen zu treffen und Handlungen auszuführen, ist in der Suizidforschung umstritten. Im klinischen Alltag und in Studien finden sich aber immer wieder Personen, die sehr unüberlegte, spontan anmutende Suizidhandlungen schildern: „Ich habe mich nach der Auseinandersetzung so ätzend gefühlt und dann hatte ich plötzlich das Messer in der Hand." Impulsive Suizidhandlungen werden oft durch Empfindungen ausgelöst, dass die aktuelle Situation und/oder die aktuelle Befindlichkeit „keine Sekunde länger ertragen werden kann", dass es „eine ganz schnelle Lösung" für den aktuellen Zustand braucht. Eine verminderte Bereitschaft, seelischen Schmerz zu ertragen, geht hier oft mit einer erhöhten Bereitschaft einher, körperlichen Schmerz auszuhalten. Daher sind impulsive Menschen eher als andere fähig, Suizidideen tatsächlich in die Tat umzusetzen: Sie haben oft weniger Furcht und suchen nach schnelleren Lösungen.

Impulsiv zu sein und sich ohne eine längere Planung selbst zu töten, bedeutet allerdings nicht, dass man nicht vorher schon über die Möglichkeit eines Suizids nachgedacht hat; es bedeutet nur, dass es weniger absehbar ist, wann eine Suizidhandlung umgesetzt wird.

Suizidmythos 5: „Genetische Faktoren spielen bei der Entstehung von Suizidalität keine Rolle."

An der Entstehung von Suizidalität sind durchaus genetische Faktoren beteiligt. So zeigte sich in verschiedenen Studien, dass (1) Suizide gehäuft in Familien auftreten, (2) eineiige Zwillinge häufiger Suizide vollziehen als zweieiige Zwillinge und (3) Menschen die bei Adoptiveltern aufwachsen, ähnliche Suizidraten aufweisen wie ihre Herkunftsfamilie und nicht wie die Adoptivfamilie. Insbesondere der zuletzt genannte Befund spricht gegen die Vorstellung, dass es einfach nur geteilte Lebensbedingungen und -erfahrungen sind, die die familiäre Häufung von Suiziden erklären. Die Befunde deuten vielmehr daraufhin, dass Vererbung eine Rolle spielt. Insbesondere Gene, die für den Hirnbotenstoff Serotonin verantwortlich sind, wurden verschiedentlich mit suizidalem Verhalten in Verbindung gebracht. Das Verständnis der molekulargenetischen Zusammenhänge steckt aber noch in den Kinderschuhen.

Zudem muss in aller Deutlichkeit darauf hingewiesen werden, dass eine genetische Anfälligkeit für suizidales Verhalten *keineswegs* einem unabänderlichen Todesurteil gleichkommt. Die wenigsten Zwillinge, deren Geschwister sich das Leben genommen haben, sterben selber auch an einem Suizid! Wiederum gilt, dass ein statistisch erhöhtes Risiko nicht mit einem hohen Risiko gleichzusetzen ist. Überdies gibt es natürlich keine Erblichkeit von Suizidhandlungen. Vielmehr werden Persönlichkeitseigenschaften, wie das Ausmaß an Impulsivität und Aggressivität vererbt. Also Eigenschaften, die einen – unter Stress – eher einen Suizid erwägen oder versuchen lassen.

Suizidmythos 6: „Nur Feiglinge begehen Suizid."

Dieser Mythos besagt, dass einfach nur die Angst vor dem Leben überwunden werden müsste. Das kann in manchen Fällen zwar ein hilfreicher Gedanke sein, aber sich selber das Leben zu nehmen, kostet oft sehr viel mehr Kraft und Mut. Es geht ja darum, einen grundlegenden menschlichen Trieb zu überwinden, den Selbsterhaltungstrieb. Hierfür braucht es ein deutliches Maß an Furchtlosigkeit vor dem Sterbeprozess und der Unendlichkeit des Todes, sowie einer stark ausgeprägten Unempfindlichkeit gegenüber Schmerzen. Je größer also die Furchtlosigkeit und die Schmerztoleranz, umso leichter setzen Menschen ihre Todeswünsche auch in die Tat um. Zum Glück ist diese Art der Furchtlosigkeit nicht so weit verbreitet. Es ist daher nicht selten und sehr menschlich, dass Leute im Rahmen klinischer Risikoabschätzungen so etwas sagen wie „Ich wäre gerne tot, aber ich traue mich nicht". Bei all denen, bei denen der Wunsch zu sterben aber mit Furchtlosigkeit und Schmerztoleranz zusammenkommt, ist jedoch höchste Vorsicht geboten!

In einer großen Zahl an Studien konnte inzwischen gezeigt werden, dass nach Zeitungsberichten über Suizide prominenter Persönlichkeiten – und in geringerem Maße auch nach Berichten über Suizide von Normalbürgern und erfundenen Romanfiguren – die Anzahl an Suiziden in der Allgemeinbevölkerung ansteigt. Erstmals beschrieben wurde dieses Phänomen nach der Veröffentlichung des Romans „Die Leiden des jungen Werther" von Goethe. Der im Roman beschriebene Suizid der Hauptperson löste eine ganze Reihe von Suiziden in ganz Europa aus, so dass der Verkauf des Buchs schließlich in vielen Städten verboten wurde. Seitdem wurde der „Werther-Effekt" vielfach untersucht und bestätigt. Zu Nachahmungssuiziden kommt es vor allem dann, wenn (1) über den Suizid prominenter Personen berichtet wird, (2) die Berichterstattung sehr intensiv ist, also an mehreren aufeinanderfolgenden Tagen bzw. auf den Titelseiten erfolgt und (3) die Darstellung des Suizids auf sensationsgierige und verherrlichende Weise geschieht, der Suizid möglicherweise sogar als nachvollziehbare logische oder unausweichliche Reaktion bewertet wird. Statistische Analysen deuten überdies daraufhin, dass sich durch solche Berichterstattungen auch Menschen das Leben nehmen, die sich andernfalls nicht das Leben genommen hätten.

Nun wird natürlich niemand erst durch Berichte von Journalisten auf die Idee kommen, dass man sich das Leben nehmen kann. Und es kommt sicher auch nur vereinzelt dazu, dass sich Menschen aus Trauer über den Suizid einer bekannten Persönlichkeit selbst das Leben nehmen. Vielmehr lässt sich vermuten, dass Nachahmungssuizide von Personen im Zustand der Ambivalenz begangen werden. Sie wurden durch die Berichte in ihrer Entscheidungsbildung beeinflusst. So kann es sein, dass die persönliche Hemmschwelle vor einem Suizid geschwächt bzw. aufgehoben wird, wenn die Berichterstattung über eine prominente und geschätzte Persönlichkeit nahelegt, dass der Suizid besonders häufig bei begabten oder außergewöhnlich sensiblen und kreativen Menschen vorkommen würde. Die Berichterstattung über Suizide kann also den Entscheidungsprozess für oder wider einen Suizid auf ungünstige Weise beeinflussen. Man hat aber auch vorbeugende Effekte gefunden. So scheinen Berichte über überwundene suizidale Krisen mit einem Rückgang an Suiziden einherzugehen.

In vergleichbarer Weise kann die Suche im Internet hilfreich oder weniger hilfreich sein. Ohne großen Aufwand lassen sich im Internet sowohl Pro-Suizid-Chatforen und -Webseiten als auch den Suizid verurteilende Webseiten finden. Möglicherweise kennen Sie auch einige. In Untersuchungen zeigt sich, dass bis zu 40 % der Webseiten eine verherrlichende Sicht auf eine Selbsttötung vertreten: In manchen steht die Diskussion von Todesarten, Suizidmethoden und Suizidorten im Vordergrund, während es in anderen eher um den Austausch von Selbsttötungsfantasien geht. Kosten und Nutzen vieler Internetseiten zum Thema Suizid sind umstritten.

Auf der einen Seite bietet die Anonymität des Internets die Möglichkeit, offen über die eigene Verzweiflung und Hoffnungslosigkeit zu reden und sich mit den eigenen Suizidwünschen (ohne Zeitdruck und die Furcht vor einer stationären Zwangsbehandlung) auseinanderzusetzen – und dies rund um die Uhr. Überdies erfährt man im besten Fall Verständnis und Anteilnahme durch Mitchatter, die zudem – aufgrund ihrer eigenen Betroffenheit – eine besondere Glaubwürdigkeit besitzen dürften. Diese sogenannten *Foren* können also wie eine Selbsthilfegruppe wirken und ein Zugehörigkeitsgefühl erzeugen, das Ihnen vielleicht inzwischen fehlt. Vielfach sind die Menschen in diesen Gruppen auf der Suche nach einer Hilfe, um wieder im Leben Fuß zu fassen und erfahren hier häufig gegenseitige Unterstützung. Wir haben erlebt, dass sogar enge Freundschaften geschlossen wurden, die sich später auch im Alltag leben ließen.

Auf der anderen Seite besteht natürlich aber auch die Gefahr, dass es zu einer weiteren Verklärung eines Suizides kommt, man durch Mitchatter in seinen Suizidplänen weiter bestärkt wird bzw. sich gar zum Suizid gedrängt fühlt, dass die Hemmschwelle zum Suizid insgesamt herabgesetzt wird und dass das erworbene Wissen über Suizidmethoden den Handlungsdruck fördert. Ein großer Nachteil ist, dass Sie in diesen Foren kaum Fachleute finden werden, die mit ihren Erfahrungen manche Gespräche über Gefühle von Verzweiflung und Hoffnungslosigkeit positiv beeinflussen könnten. Wenn Sie in solchen Gesprächen also spüren, dass Ihr Gesprächspartner Sie in eine bestimmte Richtung drängen will, sollten Sie überprüfen, was seine Absicht ist: Ihnen wirklich aus der Krise zu helfen oder nur für seine eigene Entschlossenheit Unterstützung oder gar Verbündete zu finden?

Merke:

Suizidales Erleben und Verhalten kann auf ganz unterschiedliche Weise entstehen. In den meisten Fällen gehen der Entwicklung von Suizidwünschen massive Belastungen voraus. Das Leben verändert sich auf eine Weise, die nicht vorausgesehen werden konnte und nicht dem entspricht was man sich gewünscht hat, beispielsweise durch Erkrankungen, Trennungen, Verluste und/oder Demütigungen. Verschiedene Wahrnehmungen, Denkweisen und Bewertungsmuster erhöhen nun das Risiko, dass es in Reaktion auf diese Belastungen zu Suizidalität kommt: Und zwar, der Eindruck (1) keinerlei Flucht- und Handlungsmöglichkeiten zur Verfügung zu haben und sich wie „gefangen" zu fühlen, (2) für andere nur noch eine Belastung darzustellen, (3) nicht mehr Teil einer wertgeschätzten Gruppe zu sein, (4) und all dies nicht nur jetzt, sondern in alle Zukunft hinein. Impulsivität lässt nach schnellen Lösungsmöglichkeiten suchen und befähigt Betroffene dazu, ihre Suizidwünsche tatsächlich in die Tat umzusetzen. Im Verlauf der suizidalen Entwicklung kommt es zu einer grüblerischen Aufschaukelung und zunehmenden Negativierung des Denkens: Es entwickelt sich ein „Tunnelblick" der nur noch den Suizid als Möglichkeit sehen lässt, während andere Möglichkeiten nicht mehr als solche wahrgenommen werden bzw. als absolute Überforderung erlebt werden und kein Vertrauen mehr erwecken können.

Auch wenn Sie sich mit Ihrer eigenen Geschichte nicht wiedergefunden haben, muss das nicht heißen, dass das nächste Kapitel nicht doch auch für Sie eine große Hilfe darstellen könnte. Für die Wirksamkeit dieser dort aufgezeigten Möglichkeiten ist es manchmal gar nicht so wichtig, die Gründe genau zu kennen, warum man in eine solche extreme Lage geraten ist. Oft reicht es schon, überhaupt aktiv zu werden. Damit Sie aber auch die nötige Energie dazu haben, sollten Sie prüfen, ob Sie ausgeruht sind und sich auf die nächsten Kapitel wirklich konzentrieren können. Wenn dies nicht so ist, dann lassen Sie sich lieber etwas Zeit, um sich zu regenerieren. Wenn sie schlafen können, wäre das eine gute Möglichkeit. Vielleicht tut es aber auch ein entspannendes warmes Bad.

3 Was kann man dagegen tun?

Der Trick besteht darin zu begreifen, dass man trotz allem Anspruch auf seine vollen 70 Jahre hat.

(Der junge Musiker JJ in dem Buch „A long way down" von Nick Hornby, 2005)

Suizidgedanken können sich innerhalb kürzester Zeit verringern und sogar völlig verschwinden – mit und ohne therapeutische Hilfe. Die zugrunde liegenden Probleme lassen sich allerdings nicht immer schnell lösen, insbesondere da suizidale Krisen meist durch vielfältige und mit einander verflochtene Schwierigkeiten ausgelöst werden. Im Umgang mit Suizidalität kann man verschiedene Bewältigungsphasen unterscheiden:

- In der ersten Phase ist es sinnvoll, einen Rahmen zu schaffen, in dem man in Ruhe überlegen kann, ob Suizid wirklich der richtige Weg ist bzw. welche anderen Möglichkeiten vorhanden sind. Ergänzend geht es darum, Notfallstrategien einzusetzen, um zu verhindern, dass aus einem unüberlegten, nur kurzfristen Gefühl heraus, eine weitreichende Entscheidung getroffen wird.
- Im zweiten Schritt können dann die dringendsten Probleme näher betrachtet und die derzeitig verfügbaren Lösungsmöglichkeiten in Ruhe umgesetzt werden.

Strategien für den Notfall werden im Folgenden ausführlicher beschrieben. Die Aufarbeitung der aktuellen Krise bzw. wiederkehrender Krisen sollte bestenfalls im Rahmen einer psychotherapeutischen Behandlung stattfinden. Hierzu werden einige allgemeinere Hinweise gegeben.

3.1 Kann man selbst etwas tun?

Es gibt verschiedene Dinge, die Sie selbst tun können, um eine suizidale Krise zu überleben. Diese Maßnahmen allein werden Ihre Probleme natürlich nicht lösen. Sie werden Ihnen aber dabei helfen können, ihre Entscheidung zu überdenken, unwiderstehlich erscheinenden Impulsen zu trotzen und mit belastenden Symptomen zurechtzukommen. Die im Folgenden beschriebenen Strategien entsprechen weitgehend dem, was auch ein Therapeut im Rahmen der Krisenintervention mit Ihnen besprechen und Ihnen vorschlagen würde. – Wie schon gesagt, wenn Sie jetzt weiterlesen, sollten Sie ausgeruht sein und Sie sollten möglichst alle wichtigen Bedürfnisse befriedigt haben, damit Sie sich konzentrieren können. Vielleicht ist es auch gut das Fenster zu öffnen und frische Luft ins Zimmer zu lassen. Machen Sie auch mehr Licht, wenn Ihnen zu dunkel ist und sorgen Sie dafür, dass Ihnen nicht zu kalt ist. Holen Sie sich etwas zum Schreiben (am besten einen Bleistift) und suchen Sie sich einen bequemen Platz. – Sollten Sie aber dennoch merken, dass es Ihnen schwerfällt, den hier niedergeschriebenen Gedanken zu folgen, sollten Sie sich zum Beispiel vor lauter Unruhe gar nicht mehr konzentrieren können oder sollten Sie so antriebslos sein, dass Ihnen die Energie fehlt, die Vorschläge in den einzelnen Kapiteln umzusetzen, dann empfehlen wir Ihnen dringend, dass Sie umgehend bis zum Kapitel 5 umblättern. Dort werden Sie die jetzt notwendigen Hilfsangebote und Adressen finden.

3.1.1 Wie gefährdet bin ich derzeit?

In einem ersten Schritt geht es darum, eine persönliche Gefahrenabschätzung vorzunehmen; sich also ein ehrliches Bild davon zu machen, wie weit fortgeschritten Sie in Ihrem Entscheidungsprozess sind und wie nahe Sie vielleicht schon an der Umsetzung Ihrer Entscheidung stehen. Schätzen Sie dafür zunächst ein, wie häufig und intensiv Suizidgedanken derzeit auftreten und inwieweit suizidales Verhalten bereits ihr Handeln prägt.

Selbsteinschätzung 1

A. Suizidgedanken

Wie häufig treten Suizidgedanken derzeit auf?

_____ *x* pro Monat _____ *x* pro Woche _____ *x* pro Tag

Wie lange halten diese Suizidgedanken in der Regel an?

_____ Sekunden _____ Minuten _____ Stunden

Wie sehr wünschen Sie sich derzeit zu leben?

gar nicht 1 2 3 4 5 *sehr stark*

Wie sehr wünschen Sie sich derzeit, tot zu sein?

gar nicht 1 2 3 4 5 *sehr stark*

B. Suizidplan

Haben Sie einen Plan gefasst, wie Sie sich das Leben nehmen werden? ☐ Ja ☐ Nein

Art der Methode:

________________________ Mittel verfügbar: ☐ Ja ☐ Nein

________________________ Mittel verfügbar: ☐ Ja ☐ Nein

________________________ Mittel verfügbar: ☐ Ja ☐ Nein

Trauen Sie sich zu, den gefassten Plan in die Tat umzusetzen? ☐ Ja ☐ Nein

C. Suizidhandlungen (in den vergangenen zwei Monaten)

Haben Sie Dinge getan, um ihren Tod vorzubereiten? ☐ Ja ☐ Nein

Haben Sie Dinge ausprobiert, um Ihre Selbsttötung vorzubereiten? ☐ Ja ☐ Nein

Haben Sie sich Selbstverletzungen zugefügt? ☐ Ja ☐ Nein

D. Suizidversuche (im gesamten bisherigen Leben)

Haben Sie schon mal versucht, sich das Leben zu nehmen? ☐ Ja ☐ Nein

Wie oft haben Sie versucht, sich das Leben zu nehmen?

____________ (Anzahl)

Ihre Antworten auf die oben stehenden Fragen erlauben eine erste Einschätzung des aktuellen Gefährdungsgrades. Die Risikoabschätzung orientiert sich aber nicht nur am Ausmaß suizidalen Erlebens und Verhaltens, sondern sie wird zusätzlich durch die psychische Befindlichkeit bestimmt. Die bereits oben beschriebenen Denkmuster und Persönlichkeitseigenschaften spielen hier eine große Rolle. Nehmen Sie nun auch in Bezug auf diese Faktoren eine Einschätzung Ihrer aktuellen Situation vor. Sämtliche dieser Empfindungen können schnell wechseln oder zumindest schwanken – es ist daher sinnvoll, die Fragen zu verschiedenen Zeiten im Verlauf einer suizidalen Phase erneut zu beantworten.

Selbsteinschätzung 2

Ich fühle mich *hoffnungslos.*

nein 1 2 3 4 5 *ja, extrem*

Ich fühle mich *einsam.*

nein 1 2 3 4 5 *ja, extrem*

Ich erlebe mich als eine *Last für andere.*

nein 1 2 3 4 5 *ja, extrem*

Ich glaube, dass ich meine Situation/meine Gefühle *nicht länger aushalten* kann.

nein 1 2 3 4 5 *ja, extrem*

Ich glaube, dass ich mich in einer *ausweglosen Situation* befinde.

nein 1 2 3 4 5 *ja, extrem*

Ich fühle mich von den aktuellen Geschehnissen *überfordert.*

nein 1 2 3 4 5 *ja, extrem*

Für suizidale Personen ist es normal, wenn sie all diese Fragen mit einem sehr deutlichen „Ja" beantworten. Vielleicht stehen für Sie selbst aber auch einzelne Aspekte stärker im Vordergrund als andere, so dass schon klarer wird, an welcher Stelle es am dringendsten der Hilfe bedarf:

- Geht es Ihnen vor allem darum, Hilfe bei der Bewältigung negativer Gefühle zu bekommen?
- Brauchen Sie mehr oder bessere soziale Kontakte?
- Muss Ihnen das Gefühl genommen werden, eine Last zu sein?
- Oder benötigen Sie handfeste Hilfen bei der Bewältigung der gegenwärtigen Schwierigkeiten?

Bei der Eingrenzung der Hauptbelastungen kann auch die folgende Frage helfen: *Wenn man nur eine Sache ändern müsste, damit Ihr Tod nicht mehr notwendig wäre, welche Sache wäre das?*

Möglicherweise ist diese Frage aber auch sehr einschränkend gestellt, und es bräuchte nicht nur eine, sondern mehrere Veränderungen, um die Suizidgedanken hinter sich zu lassen. Versuchen Sie dann eine Rangfolge der nötigen Veränderungen zu bilden: Was ist am dringlichsten oder am wichtigsten und was folgt dann? Nehmen Sie einen Zettel und beschreiben Sie die einzelnen Schwierigkeiten und mögliche Ziele in jeweils einem Satz. Zum Beispiel: *„Ich bin verzweifelt darüber, dass … und ich wünsche mir, dass …"*. Auch diese Analyse wird Ihnen Ihre Lage klarer machen. Durch eine klarere Beschreibung lassen sich auch leichter Lösungen finden und angehen. Natürlich führt eine gründliche Bestandsaufnahme auch dazu, dass scheinbar eindeutige Entscheidungen wieder in Frage gestellt werden können und wieder Ambivalenz entsteht.

Neben der Betrachtung möglicher Ansatzpunkte helfen Ihnen die getroffenen Einschätzungen aber vor allem dabei, Klarheit über Ihr aktuelles Risiko und mögliche therapeutische Schritte zu bekommen. Eine entsprechende Einordnung finden Sie in Tabelle 1 (vgl. Joiner und Kollegen, 1999). Sollten Sie sich sehr unsicher bei der Einordnung sein, dann sprechen Sie in jedem Fall mit einem Therapeuten oder Arzt: Einen ertasteten Knoten in der Brust würden Sie ja auch nochmal durch einen Arzt abklären lassen.

Tabelle 1: Einschätzung des aktuellen Risikos und mögliche therapeutische Schritte (vgl. Joiner et al., 1999)

Aktuelles Risiko	Beschreibung	Empfohlene Maßnahmen
Leichtes Risiko	1. Dies besteht immer bei Personen, die schon einmal einen Suizidversuch unternommen haben. 2. Außerdem bei Personen ohne Suizidversuch in der Vorgeschichte, wenn sie unter Suizidgedanken begrenzter Intensität und Dauer leiden, aber noch keine Pläne entwickelt und Vorbereitungshandlungen ausgeführt haben.	Nutzen Sie die im Buch beschriebenen Strategien, wenden Sie sich an telefonische Krisendienste bzw. Hilfsdienste im Internet, oder nehmen Sie Kontakt zu einer Beratungsstelle auf.
Mittleres Risiko	1. Dies besteht bei Personen, die bereits einmal einen Suizidversuch unternommen haben und aktuell unter einer der beschriebenen Befindlichkeiten (Hoffnungslosigkeit, sich selbst als Last für andere erleben, soziale Isolation usw.) bzw. erneut unter Suizidgedanken begrenzter Intensität und Dauer leiden. 2. Außerdem bei Personen ohne Suizidversuch in der Vorgeschichte, wenn sie (a) unter mindestens einer der beschriebenen Befindlichkeiten (Hoffnungslosigkeit, sich selbst als Last für andere erleben, soziale Isolation usw.) und unter täglichen Suizidgedanken leiden, aber noch keine Pläne entwickelt und Vorbereitungen getroffen haben, oder wenn sie (b) zwar einzelne Planungen und Vorbereitungen getroffen haben, jedoch derzeit keine Umsetzungsabsichten berichten und eine gute Selbstkontrolle (geringe Impulsivität) aufweisen.	Sie sollten baldmöglichst therapeutische Hilfe suchen. Vereinbaren sie einen Termin bei einem Krisenzentrum, einem Psychotherapeuten oder einem Facharzt. Besprechen Sie Ihre Schwierigkeiten zusätzlich mit Ihrer Familie oder mit Freunden und nutzen Sie die im Buch beschriebenen Vorschläge. Auch die Kontaktaufnahme mit einer Selbsthilfegruppe könnte sinnvoll sein.

Tabelle 1: Fortsetzung

Aktuelles Risiko	Beschreibung	Empfohlene Maßnahmen
Hohes Risiko	1. Dies besteht bei Personen, die bereits einmal einen Suizidversuch unternommen haben und aktuell unter zwei oder mehr der beschriebenen Befindlichkeiten (Hoffnungslosigkeit, sich selbst als Last für andere erleben, soziale Isolation usw.) bzw. täglichen Suizidgedanken leiden. 2. Außerdem bei Personen ohne Suizidversuch in der Vorgeschichte, wenn sie unter einer der beschriebenen Befindlichkeiten (Hoffnungslosigkeit, sich selbst als Last für andere erleben, soziale Isolation usw.) und unter täglichen, intensiven und andauernden Suizidgedanken leiden, sowie Planungs- und Vorbereitungshandlungen ausführen und eine eingeschränkte Selbstkontrolle aufweisen.	Suchen Sie umgehend therapeutische Hilfe! Mitarbeiter in der Notaufnahme einer psychiatrischen Klinik oder in einer Einrichtung für Menschen in Krisen wären die optimale Adresse. Besprechen Sie mit diesen das weitere Vorgehen. Bitten Sie Freunde oder Angehörige um Unterstützung hierbei.
Extremes Risiko	1. Besteht bei Personen, die bereits einmal einen Suizidversuch unternommen haben und aktuell unter zwei oder mehr der beschriebenen Befindlichkeiten (Hoffnungslosigkeit, sich selbst als Last für andere erleben, soziale Isolation usw.) leiden sowie Planungs- und Vorbereitungshandlungen ausführen. 2. Außerdem bei Personen ohne Suizidversuch in der Vorgeschichte, wenn sie unter einer der beschriebenen Befindlichkeiten (Hoffnungslosigkeit, sich selbst als Last für andere erleben, soziale Isolation usw.) leiden und die Entscheidung für den Tod im Grunde getroffen ist sowie einer Umsetzung der Entscheidung nichts mehr im Wege steht: Die Mittel sind verfügbar, die Furchtlosigkeit und die Fähigkeiten für die Durchführung sind ebenfalls vorhanden.	Begeben Sie sich sofort in stationäre therapeutische Obhut. Weisen Sie im Aufnahmegespräch der Klinik deutlich auf Ihre Notlage hin und lassen Sie sich dort das weitere Vorgehen erklären. Die Notaufnahme einer psychiatrischen Klinik ist verpflichtet, Sie in einem solchen Fall aufzunehmen. Bitten Sie Freunde oder Angehörige um Unterstützung, dorthin zu gelangen. Wenn nicht anders möglich, bestellen Sie sich ein Taxi oder rufen Sie den Notarzt.

Wenn Sie ein Freund oder Angehöriger sind, können Sie die Lage ebenfalls nach den in Tabelle 1 beschriebenen Hinweisen einschätzen. Unternehmen Sie dann entweder selbst die nötigen Schritte oder unterstützen Sie die betroffene Person dabei, die vorgeschlagenen Maßnahmen zu ergreifen.

Fallbeispiel 1[4]

Christiane K. ist eine 18-jährige Schülerin, die aktuell unter stark depressiven Gefühlen leidet. Sie lebt gemeinsam mit ihrer Mutter und ihrer Schwester in einer kleinen Etagenwohnung. Ihr Vater hat sich das Leben genommen, als sie 12 Jahre alt war. In der Zeit danach hat ihre Mutter angefangen vermehrt zu trinken, so dass Frau K. sich sowohl um den Haushalt als auch ihre jüngere Schwester hat kümmern müssen. Eigentlich hat sie die verschiedenen Anforderungen immer gut bewältigt und mittlerweile hat ihre Mutter das Trinken „auch wieder im Griff". Seit ca. einem halben Jahr fühlt sie sich aber antriebslos und traurig. Sie kann sich zu nichts mehr aufraffen, schläft schlecht, kümmert sich nicht mehr um den Haushalt und hat sich in einer der letzten Klausurphasen krankschreiben lassen. Sie war immer eine sehr gute Schülerin gewesen und hatte fest vor, nach der Schule Jura zu studieren – im Moment weiß sie gar nicht, ob sie das Abitur überhaupt schaffen würde. Vor zwei Monaten hat sie sich dann von ihrem Freund getrennt, „besser ich mache das, als dass er mich sitzen lässt". Auch den Kontakt zu ihren Freundinnen hat sie stark eingeschränkt. Sie will mit ihren Problemen niemanden nerven, gleichzeitig fühlt sie sich oft einsam und alleine. Sie betrachtet sich inzwischen als eine „echte Versagerin". Aktuell stehen erneut Klausuren an. Hiermit fühlt sie sich komplett überfordert: „Ich bin zu doof, einen klaren Gedanken zu fassen, aber ich kann doch jetzt nicht schon wieder bei den Klausuren fehlen". Seit zwei Wochen leidet sie unter täglichen Suizidgedanken – insbesondere abends im Bett malt sie sich aus, wie es wäre, tot zu sein. Sie hat schon immer einmal Suizidgedanken in ihrem Leben gehabt, aber noch nie so stark wie im Moment. Einen Suizidversuch hat sie noch nie unternommen. Kürzlich hat sie Pro-Contra-Listen für verschiedene Suizidmethoden erstellt. Alle Methoden machen ihr derzeit aber noch Angst – „das ist alles so brutal". In den letzten

4 Alle hier vorgestellten Fallbeispiele haben einen realen Fall als Hintergrund – sie wurden jedoch so weitreichend verändert, dass ein Identifizieren nicht möglich ist.

Tagen hat sie nun einen Abschiedsbrief an ihre Mutter geschrieben. Gesprochen hat sie bisher noch mit niemandem über ihre Gedanken und Pläne.

Das Suizidrisiko von Frau K. muss als hoch eingestuft werden. Ihr wird eine ambulante Krisenbehandlung angeboten. In den ersten zwei Wochen der Behandlung kommt Frau K. zu drei Terminen pro Woche. Zusätzlich werden kurze Telefonkontakte vereinbart. Bereits in der zweiten Therapiesitzung wird die Mutter von Frau K. in die Behandlung einbezogen. Um Druck aus der aktuellen Situation zu nehmen, wird gemeinsam beschlossen, dass die anstehenden Klausuren nicht geschrieben werden. Für Frau K. ist es wichtig, mitzubekommen, dass ihre Mutter es unproblematisch findet, wenn sie ein Jahr länger zur Schule gehen würde. Frau K. verbringt viel Zeit gemeinsam mit ihrer Mutter und ihrer Schwester. Mit deren Unterstützung schafft sie es auch, ihre Freundinnen wieder häufiger zu treffen und einzelnen davon zu erzählen, wie schlecht es ihr derzeit geht. Der Eindruck, wertlos, einsam und eine Belastung für andere zu sein verliert darüber zunehmend an Dringlichkeit. Innerhalb von drei Monaten kommt es zu einem stabilen Rückgang der Suizidgedanken.

3.1.2 Ambivalenz erleben

Im Rahmen suizidaler Krisen ist es der Normalfall, sich ambivalent zu fühlen und zu verhalten: „Ich will sterben und gleichzeitig leben“. Widerstreitende Wünsche leben also in einer Person – mal wird über den Tod und das Sterben nachgedacht, dann wieder über das Leben und mögliche Wege, aus den aktuellen Schwierigkeiten herauszukommen. Beide Seiten, der Wunsch zu sterben und zu leben, können sich die Waage halten. Diese kann auch immer wieder schwanken; wenn zum Beispiel in eine Waagschale etwas Wichtiges hineingelegt wird, was die Sichtweise der Situation oder die Situation selbst ändert. In Abbildung 3 sehen Sie, dass man sich diese Frage nach den Gründen aus verschiedenen Blickwinkeln heraus stellen kann und dass der Ausschlag sich dadurch möglicherweise erheblich verändert.

Wenn Sie in einer solchen Phase der Ambivalenz eine fundierte Entscheidung treffen wollen, müssen Sie sich also mit Ihren widerstreitenden Standpunkten und Wünschen auseinandersetzen; hierfür ist es wichtig, sich mög-

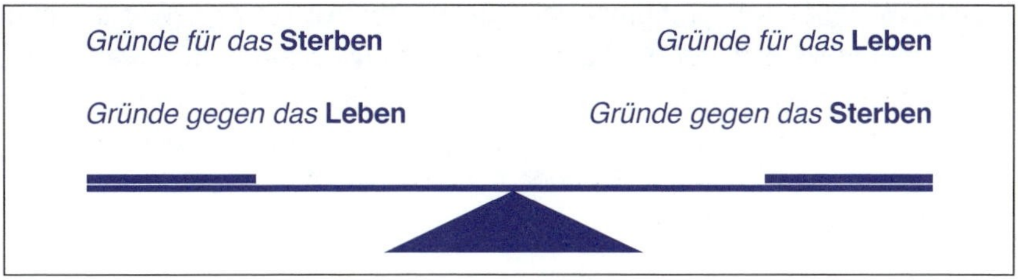

Abbildung 3: Waagemodell

lichst alle Überlegungen gleichzeitig vor Augen zu führen. Dies gilt für alle schwierigen Entscheidungen; umso mehr aber natürlich für Entscheidungen, die drastische Konsequenzen nach sich ziehen und nicht mehr rückgängig gemacht werden können. Was sind also genau die Vor- und Nachteile des Sterbens und des Weiterlebens?

Zur genauen Analyse dieser Frage können Sie Arbeitsblatt 1 und Arbeitsblatt 2 im Anhang des Buches (vgl. S. 118 und S. 122) verwenden.

Welche Vorteile sehe ich in einer Selbsttötung?
Warum möchte ich tot sein? Warum möchte ich nicht mehr leben?

Beginnen Sie Ihre Analyse mit den Gründen, die für den Tod und gegen das Leben sprechen (vgl. Abbildung 4).

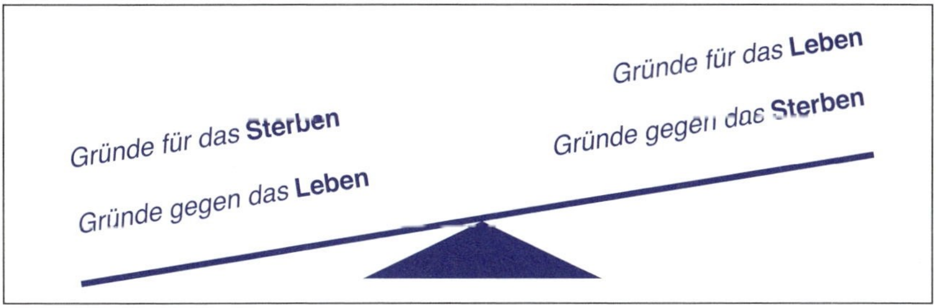

Abbildung 4: Waagemodell: Gründe gegen das Leben

Gründe für den eigenen Tod: Tragen Sie hierzu in Arbeitsblatt 1 zunächst alles ein, was für Sie im Moment für das Sterben, also für den eigenen Tod spricht. Welchen Vorteil hätte es für Sie, derzeit tot zu sein? Was erhoffen und versprechen Sie sich von einer Selbsttötung? Schreiben Sie alles auf, was Ihnen durch den Kopf geht. Es wird Ihnen bei manchen Dingen sicher sehr schwerfallen, sie zu Papier zu bringen. Manches mag Ihnen vielleicht auch komisch vorkommen. Dennoch ist es wichtig, sich diesen Gründen und Argumenten zu stellen.

In unserem therapeutischen Alltag werden oft Gründe wie die folgenden genannt. Prüfen Sie, ob diese auch auf Sie zutreffen und ergänzen Sie diese dann in Ihrer Liste:

- ☐ Ich wäre nicht länger eine Last für andere.
- ☐ Ich hätte endlich Ruhe (von meinen Gedanken/Gefühlen).
- ☐ Ich müsste mich selbst nicht länger ertragen.
- ☐ Die Einsamkeit wäre dann vorüber.
- ☐ Ich würde nicht länger verleumdet werden, sondern könnte meine Ehre widerherstellen.
- ☐ Ich müsste mich nicht länger um … kümmern.
- ☐ Ich würde verhindern, dass ich jemand anderem etwas antue.
- ☐ Ich hasse mich selber und habe es nicht anders verdient.
- ☐ Nur so kann ich für meine Taten sühnen.
- ☐ Es ist einfach egal, ob ich lebe oder tot bin.
- ☐ Im Jenseits wird es mir besser gehen.
- ☐ Wenn ich tot bin, wird es ihnen Leid tun, was sie mir angetan haben.
- ☐ Er/Sie wird begreifen, wie sehr ich ihn/sie geliebt habe.
- ☐ Ich verhindere ein langes, qualvolles Siechtum.

Wahrscheinlich konnten Sie eine Reihe von Gründen zu sterben leicht und schnell aufschreiben. Und sicherlich machen die von Ihnen aufgeschriebenen Punkte noch einmal sehr deutlich, wie schwierig Ihre gegenwärtige Situation ist: Im Moment verlangt das Leben unglaublich viel von Ihnen und es kann auch für andere nachvollziehbar sein, dass Sie immer wieder oder auch die meiste Zeit hoffnungslos und verzweifelt sind.

Vielleicht fällt es Ihnen gerade aber auch schwer, Gründe zu benennen, wegen derer Sie sterben wollen; vielleicht haben Sie vor kurzem einen Suizidversuch unternommen und sind aktuell fest davon überzeugt, dass Ihnen so etwas nicht wieder passiert. Machen Sie dann einfach ein Gedankenexperiment: Denken Sie an die vergangene Krise oder mögliche Krisen in der Zukunft und versuchen Sie, sich zu vergegenwärtigen, welche Gründe hier auslösend waren oder auslösend sein könnten. – Es geht nicht darum, dass Sie irgendwelche Gründe erfinden. Betrachten Sie einfach die Dinge, die Ihnen in Krisen durch den Kopf gehen und benennen Sie diejenigen, die es schaffen könnten, Sie auf suizidale Gedanken zu bringen.

Das Gewicht und die Stichhaltigkeit der von Ihnen aufgeführten Gründe zu sterben muss dann natürlich später diskutiert werden. Für den Moment geht es aber nicht um eine schnelle Veränderung Ihrer Auffassung von den Dingen, sondern nur darum, dass Sie Ihre eigenen Motive sammeln und verstehen.

Gründe gegen das Leben: Beschäftigen Sie sich nun auch noch mit den Gründen, die gegen das Leben sprechen. Häufig unterscheiden diese sich nicht oder nicht stark von den Gründen, die für das Sterben sprechen. Vielen fallen hier aber auch allgemeinere Haltungen dem Leben gegenüber ein:

☐ In diesem Leben fühle ich mich sowieso schon so gut wie tot.

☐ Lieber ein Ende mit Schrecken als eine Schrecken ohne Ende.

☐ Ich hab mir dieses Leben doch gar nicht ausgesucht.

☐ Sterben müssen wir doch sowieso irgendwann.

☐ Das Leben ist insgesamt sinnlos.

☐ Alles hat mal ein Ende.

☐ Wofür leben wir denn überhaupt?

Es ist sehr wahrscheinlich, dass Sie ähnliche suizidfördernde Gedanken auch kennen. Tragen Sie diese auch in Arbeitsblatt 1 ein und beschäftigen Sie sich mit diesen Gedanken und Einstellungen etwas genauer. Es gibt auch Philosophen, die das Leben an sich als sinnlos ansehen. Allerdings bedeutet dies nicht, dass sie den Suizid als logische Folge für richtig halten. So sagen manche, dass gerade aus diesem Grund ein Ignorieren dieser Frage die angemessenste Haltung gegenüber der Bedeutungslosigkeit des Lebens sei. Wer sich mit dem Sinn des Lebens beschäftigt, gibt nämlich einem sinnlosen Phänomen, dem Leben also, zu viel an Bedeutung. Auch wenn diese philosophische Richtung sehr lebensverneinend erscheint, so behauptet sie also mitnichten, dass der Tod die bessere Wahl sei. So kann jede Einstellung oder Meinung, auch wenn sie sich eindeutig anhört, noch eine zweite Seite haben.

Welche Nachteile einer Selbsttötung sehe ich? Warum möchte ich leben? Was fürchte ich am Sterben?

Sie sollten sich der anderen Seite der Ambivalenz erst dann zuwenden, wenn Sie sich sicher sind, dass Sie tatsächlich alles aufgeschrieben haben, was Sie für eine Selbsttötung an Argumenten anführen können. Nun, im zweiten Teil der Analyse, geht es um die andere Seite (vgl. Abbildung 5).

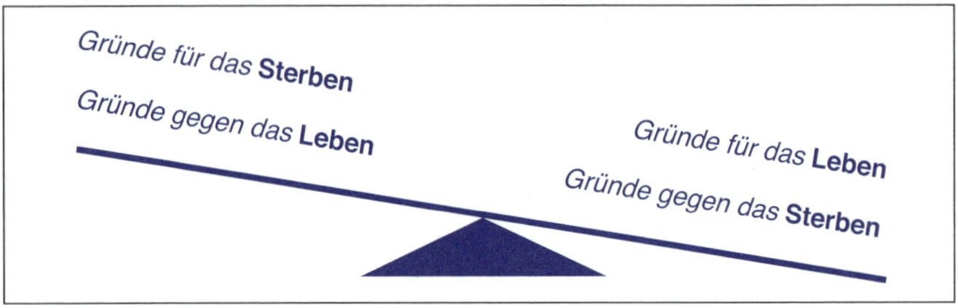

Abbildung 5: Waagemodell: Gründe für das Leben

Nutzen Sie hierfür das Arbeitsblatt 2 (vgl. Anhang, S. 122) und notieren Sie all die Dinge, die Sie im Moment mit dem Leben verbinden.

Gründe für das Weiterleben: Es könnte sein, dass Ihnen hierzu erst einmal nicht viel einfällt – das ist ganz normal. In einer suizidalen Krise ist es sehr schwer, an solche Dinge auch nur zu denken. In der Regel ist der lebenswillige Teil nur sehr klein und wenig spürbar. Irgendetwas muss es aber geben, ansonsten hätten Sie dieses Buch nicht in die Hand genommen. Vor allem hätten Sie es nicht bis zu dieser Stelle gelesen: Was genau könnte Sie dazu veranlasst haben? Wem fühlen Sie sich verbunden? Wem möchten Sie die Bürde Ihrer Selbsttötung nicht auferlegen? Welche Konsequenzen Ihrer Selbsttötung fürchten Sie? Was ängstigt Sie an einer Selbsttötung? Weiter oben sind Sie gefragt worden, wie wichtig Ihnen derzeit Ihr Leben ist: Wenn Sie eine Zahl größer 1 angekreuzt haben sollten, was hat Sie dazu bewogen, dies zu tun?

Auf Basis von Interviews hat die amerikanische Psychologin Marsha Linehan (1983) eine Vielzahl möglicher Gründe, die für ein Weiterleben sprechen, zusammengestellt. Lesen Sie sich diese durch und prüfen Sie kritisch, ob diese auch für Sie relevant sein könnten:

- ☐ Meine Familie könnte glauben, dass ich sie nicht geliebt habe.
- ☐ Ich bin besorgt darüber, was andere über mich denken würden.
- ☐ Ich will sehen, wie meine Kinder aufwachsen.
- ☐ Meine Familie verlässt sich auf mich und braucht mich.
- ☐ Egal wie schlecht ich mich fühle, ich weiß, dass es nicht lange anhalten wird.
- ☐ Die Kinder zu verlassen, wäre nicht gerecht gegenüber anderen, die sich darum kümmern.
- ☐ Es würde meine Familie zu sehr verletzen und ich würde nicht wollen, dass sie darunter leiden.
- ☐ Ich glaube, mich selbst zu töten, würde nicht wirklich etwas bewirken oder lösen.
- ☐ Ich habe die Hoffnung, dass die Dinge besser werden und dass die Zukunft glücklicher sein wird.
- ☐ Ich glaube, ich kann ein Ziel im Leben finden und einen Grund zu leben.
- ☐ Enge Freunde verlassen sich auf mich und brauchen mich.
- ☐ Ich sehe keinen Sinn darin, zu sterben und jemand anderen die Dinge genießen zu lassen, für die ich gearbeitet habe.
- ☐ Ein Suizid passt nicht zu dem Bild, dass ich von mir selber habe.
- ☐ Es ist unsicher, ob die Lebensversicherung ausgezahlt wird; wenn nicht, dann steht meine Familie noch schlechter da als jetzt.
- ☐ Ich würde nicht wissen was mit meinem Hund geschicht, wenn ich tot bin.
- ☐ Vielleicht gibt es ja doch so was wie einen Gott, der mehr von einem erwartet
- ☐ Wahrscheinlich bekommt man so einen lebenden Körper nur einmal und ich vertue damit meine einzige Chance.

Wenn Sie Ihre persönlichen Gründe für das Weiterleben nun nochmal durchlesen, dann klären Sie für jeden einzelnen Punkt genau, was er bedeutet und warum er Ihnen wichtig ist: Inwiefern passt beispielsweise ein Suizid nicht zu dem Bild, dass Sie von sich selber haben? Wer in Ihrer Familie wäre am stärksten durch Ihren Suizid betroffen? Warum wollen Sie diese Person nicht durch Ihren Suizid verstören? Was befürchten Sie, könnte mit dieser Person nach Ihrem Suizid passieren? Warum ist es Ihnen wichtig, dass Ihr Partner nicht denkt, Sie könnten ihn nicht geliebt haben? Was genau wäre wichtig daran, Ihre Kinder aufwachsen zu sehen? Warum ist es Ihnen wichtig, für Ihr Haustier am Leben zu bleiben? Was bedeutet Ihnen das Tier und was fürchten Sie, würde mit ihm passieren? Warum genau würde Ihr Suizid möglicherweise gar nichts lösen?

Machen Sie sich vielleicht auch Gedanken darüber, welche weiteren Gründe zu leben andere Menschen für Sie sehen: Was würden Ihre Eltern sagen, wenn man sie fragen könnte? Was würde Ihr Partner sagen? Was würde Ihre beste Freundin oder Ihr bester Freund sagen? Was würden Ihre Kinder sagen? Was würden Ihre Großeltern sagen, auch wenn sie vielleicht nicht mehr leben? Und wie finden Sie all diese Dinge, die gesagt werden würden?

Da die Gründe zu leben sich in einer suizidalen Krise oft wieder verflüchtigen und man ihre Bedeutung daher nicht durchgängig spürt, ist es hilfreich, wenn Sie Ihre Aufzeichnungen aufbewahren, so dass Sie sie immer wieder durchlesen können. Schreiben Sie alles so auf, wie es für Sie passend klingt. Seien Sie ehrlich, spielen Sie den Wert, den Sie für andere haben nicht herunter (hierbei kann es hilfreich sein, sich vorzustellen, wie ihre Partner/Freunde/Angehörigen/Kinder reagieren würden, wenn sie von Ihren Plänen wüssten).

Gründe gegen den eigenen Tod: Gründe, die gegen das Sterben vorgebracht werden, sind nicht gleichbedeutend mit Gründen, die für das Leben sprechen – gleichwohl sind sie oft sehr bedeutend. So ist es nicht selten, dass Betroffene zwar keine Gründe, die für das Leben sprechen, nennen können, aber durchaus Gründe, die gegen das Sterben sprechen. Und entsprechende Vorbehalte sind absolut berechtigt: Anders als es in Filmen und Büchern oft erscheint, ist es extrem schwer, sich das Leben zu nehmen. Jeder, der es schon mal versucht hat, weiß das! Man ist nicht nur mit einem angeborenen Selbsterhaltungstrieb und einem erstaunlich widerspenstigen Körper konfrontiert, sondern auch mit der Ungewissheit des Todes und der Gewissheit erheblicher Schmerzen (zumindest bei Anwendung der härteren, brutaleren Methoden). Die Tatsache, dass in etwa 20 Suizidversuche auf einen Suizid kommen, unterstreicht die Schwierigkeit einer Selbsttötung eindrücklich. Wenn Sie über die Vollendung einer Selbsttötung nachdenken, dann sollten Sie also immer auch das Misslingen dieser Tat im Blick behalten: Es besteht eine nicht geringe Wahrscheinlichkeit, dass Sie überleben und dies möglicherweise mit körperlichen Folgeschäden. Ganz grundsätzlich steigt das Risiko körperlicher Schäden und Behinderungen mit der Brutalität der Methode. Folgeschädigungen können dabei alle Körperregionen und -funktionen betreffen (wie u. a. Hirnschädigungen, Organversagen, Lähmungen, Muskel- und Sehnenschädigungen, Amputationen). Eine absolut sichere Methode gibt es nicht – auch, wenn in Internetforen etwas anderes behauptet wird!

Neben dieser großen Unsicherheit gibt es aber auch noch weitere Gegenargumente:

- ☐ Ich habe Angst vor dem Tod.
- ☐ Ich habe Angst vor den Schmerzen, die mit einer Selbsttötung verbunden sind.
- ☐ Ich fürchte, dass mein Tod niemanden interessieren würde.
- ☐ Ich glaube, dass nur Gott oder eine höhere Macht als der Mensch das Recht hat, ein Leben zu beenden.
- ☐ Ich habe Angst vor dem, was vielleicht danach kommt.
- ☐ Ich könnte ja irgendwo wiedergeboren werden, wo es gar nicht so schön ist.
- ☐ Die Endgültigkeit des Todes erschreckt mich.
- ☐ Ich habe Angst davor, in die Hölle zu kommen.
- ☐ Ich habe Angst davor, mit schweren Schäden aufzuwachen und weiterleben zu müssen.

Notieren Sie alle Ihre persönlich bedeutsamen Befürchtungen über Sterben und Tod in Arbeitsblatt 2.

Zusammenschau: Betrachten Sie jetzt Ihre Pro- und Contra-Listen. Lassen Sie sich nicht dadurch verunsichern, wenn Ihnen mehr Gründe für das Sterben als für das Leben eingefallen sind. Zum einen entwickeln Menschen in negativer Stimmung viel mehr pessimistische und hoffnungslose Gedanken und zum anderen ist die Anzahl, also die Quantität, nicht gleichzusetzen mit der Wichtigkeit, der Qualität. Es kommt also darauf an, welche Bedeutung oder persönliche Wichtigkeit diese Gründe für Sie selbst haben.

Wenn Sie nun diese umfangreiche Untersuchung mit sich vorgenommen haben, ist Ihnen sicher eines deutlich geworden: Es gibt (mindestens) zwei

Teile in Ihnen, die mehr oder weniger berechtigte Gründe und Wünsche vorzutragen haben. Wie nun damit umgehen? Der lebensunwillige Teil kann die Wünsche des lebenswilligen Teils nicht erfüllen: Ein Suizid führt für beide Teile zum Tod. Sie bringen den lebensmüden und resignierten Anteil, aber auch den lebenshungrigen und sehnsüchtigen Anteil in Ihnen um.

Möglicherweise lassen sich aber die Wünsche des lebensunwilligen Teils auf anderem Wege berücksichtigen als durch einen Suizid? Vielleicht besteht hier die Möglichkeit eines Kompromisses? Was müsste passieren, damit Ihr Leben für beide Teile wieder lebenswert wird? Was bräuchte also der lebensunwillige Teil, um nicht länger auf die Notwendigkeit eines Suizides zu bestehen? Stellen Sie sich vor, Sie wären älter und weiser als jetzt, sagen wir 80 oder 90 Jahre alt. Welchen Rat würden Sie sich geben, um diese schwierige Zeit durchzustehen und zu überleben? Wir glauben nicht, dass die Antworten auf diese Frage einfach wären. Wir möchten Sie aber davon überzeugen, dass es sich lohnen könnte, wenn Sie Ihre Situation aus den verschiedensten Blickwinkeln betrachten. In den folgenden Abschnitten finden sich hierzu weitere Anregungen und Hilfen.

Auf dem Weg zu einem Kompromiss hilft es möglicherweise auch, sich nochmal mit den Ideen auseinanderzusetzen, die Ihrem Suizidwunsch zugrunde liegen – wie zwingend sind die Vorstellungen, die Sie in Arbeitsblatt 1 eingetragen haben, wirklich? Würde Ihr Tod wirklich irgendjemanden entlasten? Müssen Sie tatsächlich Ihr Leben dafür opfern, um Ihrer Frau mitzuteilen, dass Sie extrem enttäuscht sind? Wenn Sie tot sind, bekommen Sie nicht mehr mit, ob andere sich schlecht und schuldig fühlen – lohnt sich das dann? Sie werden sich nicht länger schlecht fühlen – Sie werden sich aber auch niemals mehr gut fühlen. Es könnte sein, dass sich Ihre Vorstellung vom Jenseits als vollständig falsch herausstellt usw. Solche Zweifel, an Ihren Gründen zu sterben, können Sie in Arbeitsblatt 1 unmittelbar neben die Gründe zu sterben schreiben. Lassen Sie sich dafür wirklich einige Zeit und lesen erst später weiter.

Fallbeispiel 2

Nadine B. ist eine 24-jährige Studentin der Germanistik. Seit dem plötzlichen Unfalltod ihres Partners leidet sie unter anhaltenden Suizidgedanken. Ihr Partner ist drei Monate zuvor bei einem Autounfall ums Leben gekommen. Die beiden waren seit fünf Jahren zusammen, wohnten in einer gemeinsamen Wohnung und hatten geplant, nach dem Studium gemeinsam für einige Zeit ins Ausland zu gehen. Frau B. saß beim Autounfall neben ihrem Freund. Selber wurde sie nur leicht verletzt, es gelang ihr aber nicht, sich aus dem Autowrack zu befreien, so dass sie bis zum Eintreffen der Feuerwehr neben ihrem sterbenden Freund ausharren musste, ohne ihm helfen zu können. Bis zur Beerdigung hat sie wie „ferngesteuert" funktioniert, im Anschluss danach ist sie unmittelbar „innerlich zusammengebrochen": Sie kann nicht mehr schlafen, hat ständig die Bilder ihres sterbenden Freundes vor Augen, fühlt sich oft taub und erstarrt und dann wieder, als müsse sie zerplatzen vor lauter Entsetzen. Gründe zu sterben kann sie viele nennen: Sie möchte endlich wieder Ruhe haben und hat den Eindruck, nur durch den Tod „das Karussell in ihrem Kopf" stoppen zu können. Sie kann sich nicht vorstellen, jemals wieder fröhlich zu sein, jemals über den Tod ihres Partners hinweg zu kommen und in irgendeiner Form jemals wieder ein normales Leben führen zu können. Da sie nach dem Tod des Freundes wieder bei ihren Eltern eingezogen ist, hat sie zudem die Befürchtung, für immer abhängig von deren Hilfe zu sein und sie durch ihre Traurigkeit zu belasten bzw. deren Leben zu zerstören. Schlussendlich wirft sie sich vor, dass sie während der Autofahrt sehr viel gequatscht habe und ihr Freund deshalb möglicherweise nicht so aufmerksam gewesen ist, wie er hätte sein müssen – mit ihrem Tod könnte sie für diesen Fehler bezahlen. Gründe, weiter zu leben, kann sie insgesamt drei nennen: Als entscheidenden Grund sagt sie, dass sie es ihrer Mutter nicht antun könne. Sie würde befürchten, dass diese mit ihrem Tod überhaupt nicht zurechtkommen würde und sie sich schlimmstenfalls auch das Leben nehmen könnte. Diese Schuld könne sie nicht auf sich laden. Zudem habe ihr Freund einen dreizehnjährigen Bruder, für den sie sich irgendwie verantwortlich fühlen würde. Momentan ginge es diesem so schlecht, dass er oft tagelang bei ihr sein würde. Und schließlich hat sie einen alten Hund, „Bart", den sie nicht einfach zurücklassen möchte. Eine Entscheidung könne sie derzeit nicht treffen – mal hat sie den Eindruck, dass sie es keine Sekunde länger aushält und dann denkt sie wieder an ihre Mutter, den Bruder ihres Freunds und an Bart, ihren Hund. Letztlich haben diese drei Beziehungen Frau B. aus der suizidalen Krise geholfen.

Fallbeispiel 3

Volker O. ist ein 44-jähriger Friseur. Er kommt unangemeldet in die Therapieambulanz und berichtet, dass er versucht habe, sich zu erhängen. Mehrere Stunden habe er mit einem Strick um den Hals in seinem Arbeitszimmer gesessen. Er ist sehr aufgebracht und klagt, „dass er es einfach nicht geschafft habe". Sein Leben mache keinen Sinn mehr: Seine Frau habe sich mit den Kindern von ihm getrennt, „ohne Vorankündigung und nach 15 Jahren Ehe". Sie sei einfach ausgezogen, „vermutlich steckt ein anderer Kerl dahinter". Nun sei alles aus – er habe kein Geld mehr und so schwer wie er sich mit anderen Menschen tut, wird er nie wieder eine Partnerin finden. „Das macht doch alles keinen Sinn mehr". Momentan sei er vor allem wütend, zwischendurch wird er dann aber auch wieder von regelrechten Panikzuständen gemartert. Leben wolle er definitiv nicht mehr – im Internet habe er sich exzessiv über Tötungsmöglichkeiten informiert. Letztendlich sei es ihm trotzdem nicht gelungen, den „letzten Schritt zu machen". Es sei grausig gewesen, auf einmal habe er sich so vor dem Tod gefürchtet. Es seien gar nicht die Schmerzen gewesen, die ihn so beunruhigt haben. „Irgendwie sei es was Größeres gewesen – er könne das gar nicht beschreiben". Er fühle sich wie zum Leben verdammt.

Im Rahmen einer sechswöchigen stationären Behandlung gelingt es Herrn O., wieder „mehr zur Ruhe zu kommen". Kontakte mit seiner Frau wurden wieder möglich und Herr O. zeigt sich erstaunt darüber, wie er in der suizidalen Krise hat vergessen können, dass er Kinder hat, die ihm wichtig sind und für die er wichtig ist.

3.1.3 Umgang mit belastenden Gedanken und Überzeugungen

Im Rahmen suizidaler Krisen spielen – wie in Kapitel 2 dargestellt – verschiedene Annahmen und Überzeugungen eine zentrale Rolle. Wahrscheinlich finden sich viele dieser Vorstellungen und Ideen auch in denen von Ihnen notierten Gründen zu sterben wieder. In diesem Kapitel werden wir einige dieser Vorstellungen nochmal genauer unter die Lupe nehmen.

Hoffnungslosigkeit

Hoffnung lässt sich leider nicht leicht vermitteln. Es braucht Zeit, Möglichkeiten, Perspektiven und (zumindest kleine) Erfolge, um aus tiefer Hoffnungslosigkeit herauszukommen. Manchmal braucht es auch andere Menschen, die stellvertretend für einen selbst die Fahne der Hoffnung hochhalten. Sinnlosigkeitserleben wird seine negative Wirkung erst dann verlieren, wenn Zuversicht entsteht und man wieder in Beziehungen und Lebensaufgaben eingebunden ist. Es gibt also keine Abkürzungen auf dem Weg hin zum Erleben von Hoffnung; oder so etwas wie einen Schalter, mit dem man auf „positives Denken" umschalten kann. Eine Hilfe ist es manchmal, sich Zeiten zu vergegenwärtigen, in denen schon mal Hoffnungslosigkeit erlebt und überwunden wurde.

Versuchen Sie sich genau an solche Zeiten zu erinnern: Wann gab es schon mal eine Krise in Ihrem Leben? Was ist damals passiert? Wie hoffnungslos haben Sie sich seinerzeit gefühlt? Es ist ganz gleich, ob diese Krise schon länger zurückliegt und es ist auch nicht wichtig, ob die damalige Krise genauso schwerwiegend wie die heutige Krise war. Wichtig ist nur, dass Sie die damalige Krise erfolgreich überwunden haben (und das haben Sie, ansonsten säßen Sie jetzt nicht über diesem Buch). Was haben Sie selbst in dieser Situation getan, um sie zu überwinden? Wer hat Ihnen geholfen und welche Hilfestellungen waren gut und nützlich? Wie haben Sie um Hilfe und Unterstützung gebeten? Wen sollten Sie besser nicht mehr fragen? Wenn Sie damals auch suizidal gewesen sein sollten: Was hat Sie davon abgehalten, sich das Leben zu nehmen? Wenn Sie damals sogar einen Suizidversuch unternommen haben: Wie haben Sie dann wieder ins Leben zurückgefunden?

Die folgenden Ideen stammen aus einem Fragebogen zur Erfassung persönlicher Ressourcen (Willutzki, 2013). Welche von diesen Hilfen, Fähigkeiten und Energiequellen kennen Sie auch? Welche haben Ihnen in der Vergangenheit möglicherweise sogar schon in Krisen geholfen?

- ☐ Ich habe mir klar gemacht: „Ich schaffe das".
- ☐ Ich habe zwischendurch Erholungspausen eingelegt (Mittagsschlaf, Spaziergang, Lesen etc.).
- ☐ Ich habe mir bei anderen Personen Rat geholt.
- ☐ Ich konnte Kraft aus meinem Glauben schöpfen.

- ☐ Ich habe Aufgaben tatkräftig angepackt.
- ☐ Ich habe mir Zeit für schöne Dinge (Hobbys, Interessen etc.) genommen.
- ☐ Ich habe mit anderen über meine Sorgen und Nöte gesprochen.
- ☐ Ich habe mich nicht unterkriegen lassen.
- ☐ Ich habe mich für all meine Bemühungen belohnt (z. B. mir einen Blumenstrauß, ein Buch etc. gekauft).
- ☐ Ich habe das Lob und die Anerkennung angenommen.
- ☐ Ich habe mich zeitweise durch etwas Schönes von meinen Pflichten abgelenkt (Kino, Essen gehen, bummeln etc.).
- ☐ Ich hatte Menschen an meiner Seite (Partner, Freunde, Verwandte etc.), die mich unterstützt haben.
- ☐ Ich habe die Hilfe von Experten in Anspruch genommen (Therapeut, Selbsthilfegruppe, Beratung etc.).
- ☐ Ich habe manche Dinge mit Humor genommen.
- ☐ Ich war es mir wert, für mich und meine Zukunft zu kämpfen.
- ☐ Ich habe die „Krise“ als Herausforderung oder Chance gesehen.
- ☐ Ich habe mir einen Überblick verschafft und das Wichtigste zuerst erledigt.
- ☐ Ich habe mir Freizeitaktivitäten gesucht, die mir Spaß gemacht haben (Freunde, Sport, Hobbys etc.).
- ☐ Ich habe optimistisch in die Zukunft geschaut.
- ☐ Ich habe mir gesagt, dass auch wieder bessere Zeiten kommen werden (im Sinne von „auf Regen folgt Sonnenschein“).
- ☐ Ich war stolz auf mich, wenn ich etwas geschafft hatte.

Die Wahrscheinlichkeit ist groß, dass solche Maßnahmen, die damals gut waren auch heute helfen können, um Hoffnungs- und Sinnlosigkeitserleben zurückzudrängen.

Vielleicht ist die jetzige Situation aber auch anders gelagert und Sie brauchen ganz neue Strategien. Überlegen Sie in diesem Fall, ob es im Laufe der jetzigen Krise auch einmal Ausnahmen gab. Ob es Momente gab, in denen Sie die Möglichkeit, sich das Leben zu nehmen, anders sehen konnten? Wann gab es einen solchen – vielleicht auch nur flüchtigen – Moment, in dem Sie die Idee hatten, doch weiterzuleben? Wie war das, wo waren sie, wer war bei Ihnen? Was genau ist hilfreich gewesen? Was haben Sie in diesem Moment zu sich selbst gesagt?

Sollten Ihnen hierbei Dinge einfallen, die über die (bereits notierten) Gründe für das Leben hinausgehen, dann schreiben Sie diese am besten gleich auf – auch wenn Sie das viele Aufschreiben, das wir Ihnen empfehlen, ganz schön nervt.

Hope Kit – ein spezieller Erste-Hilfe-Kasten

Wie bereits erwähnt, ist die Erinnerung an Gründe für das Weiterleben in suizidalen Krisen oft erschwert und flüchtig. Es kann daher hilfreich sein, sich Erinnerungsanker zu bauen, die, wenn es darauf ankommt, genutzt werden können. Manche Therapeuten schlagen hierfür – in Anlehnung an einen Erste-Hilfe-Kasten – die Einrichtung einer Hoffnungskiste (hope kit) für Notfälle vor. Nehmen Sie für diesen Zweck eine Box, einen Schuhkarton oder einen kleinen Koffer und legen Sie Symbole und Erinnerungsstücke für Ihre persönlichen Gründe weiterzuleben hinein. Sie können hier z. B. Fotos/Filmclips von Freunden und Angehörigen hineinlegen, eine Locke Ihres Kindes, Ihre Lieblings-CD, Ihre Lieblings-DVD, Gedichte, Gebete, Ihren Lieblingsroman, Fotos von Idolen, Haare von Ihren Haustieren, Fotos von Lieblingsorten, Ihr Lieblingsparfum, ein Souvenir aus einem Urlaub usw. Letztlich kann alles hinein, was Sie daran erinnert, dass ein Teil von Ihnen weiterleben möchte, und was Ihnen Kraft gibt, dafür zu kämpfen. Sie können auch Dinge hineintun, die Sie an Ihre Fähigkeiten und Leistungen erinnern, oder daran, dass Sie, wie jeder Mensch, wertvoll sind: Wenn es hilft, können Sie also beispielsweise auch Symbole für überstandene Krisen und persönliche Erfolge hineinlegen. Bewahren Sie die Box so auf, dass Sie sie am Tag immer wieder sehen und im Notfall unmittelbaren Zugriff haben.

Machen Sie sich auch nochmals klar, dass man nicht in die Zukunft schauen kann. Viele begehen diesen Denkfehler und Therapeuten nennen ihn das *Glaskugelphänomen*: Es ist ein Denkfehler, anzunehmen, dass die Zukunft eine schlechte sein wird, weil die Vergangenheit oft schlecht gewesen ist. Die wenigsten würden ja andersherum ihre Hand dafür ins Feuer legen, dass ihre Zukunft immer toll sein wird, nur weil die Vergangenheit eine Gute gewesen ist! Hier bestehen oft sogar gegenteilige Erwartungen nach dem Motto, wenn es sehr lange gut gelaufen ist, dann muss es bald zu einem Rückschlag, einem Dämpfer kommen. Wenn diese Logik stimmen sollte, dann sollte auch nach vielen negativen Erlebnissen ein positives Erlebnis folgen.

Eindruck eine Last für andere zu sein

In nahezu 100 % der Fälle ist auch der Gedanke, man sei eine Last für seine Angehörigen, ein Irrtum! Negative Stimmung, geringer Selbstwert und Hoffnungslosigkeit flüstern einem diese Idee ein. Fordern Sie die Überzeugung heraus und lassen Sie sich weniger von ihr provozieren. Vielleicht helfen Ihnen dabei die folgenden Denkanstöße:

- Stellen Sie sich vor, Sie hätten ein Kind, das sehr krank ist und viel Unterstützung im Alltag braucht. Würden Sie von diesem Kind erwarten, dass es sich umbringt, damit sie weniger Stress haben?
- Gab es schon einmal jemanden in Ihrer Familie, der körperlich oder psychisch sehr krank war? Haben Sie sich oder jemand anderes aus der Familie in dem Moment gewünscht, er möge tot sein?
- Woher wissen Sie, dass andere ohne Sie besser dastehen werden?
- Stellen Sie sich vor, Sie machen es, Sie nehmen sich tatsächlich das Leben, wer würde so etwas sagen wie: „Gott sei Dank, jetzt haben wir endlich unsere Ruhe"? Und wenn es eine Person geben sollte, die das tatsächlich sagen würde – welche anderen Personen würden widersprechen?
- Welche Personen sind derzeit sehr besorgt um Sie, wer hat Ihnen gesagt, dass er nicht will, dass Sie sterben? Haben Sie mit anderen Menschen über Ihre Suizidwünsche gesprochen? Wie haben diese reagiert? Hatten Sie den Eindruck, dass diese Menschen versuchen würden, Sie von einem Suizid abzuhalten? Wenn ja, warum sollten sie dies tun, wenn sie Sie als eine Last erleben?

Machen Sie sich also nichts vor, denn damit könnten Sie sich eine Selbsttötung auch schön reden. Sie entwerten die Gefühle Ihrer Angehörigen und die Bedeutung, die Sie für diese Menschen haben! Lassen Sie sich daher auch nicht von Gedanken wie „Die werden schnell darüber hinwegkommen" und „Besser einmal eine starke Belastung als eine langanhaltende" einnehmen. Die oben schon dargestellten negativen Wirkungen eines Suizids auf die Mitmenschen sprechen eine andere Sprache! Machen Sie sich also lieber Gedanken darüber, wie Sie Ihre Angehörigen auf andere Art entlasten können als durch Ihren eigenen Tod.

ABER: So traurig es ist, *nahezu* 100 % sind nicht absolute 100 % und so wird oder wurde manchen Betroffenen sehr deutlich vermittelt, dass sie als eine Last erlebt werden. Manche Kinder und Jugendliche müssen sich beispielsweise von ihren Eltern Sätze anhören wie „Hätte ich dich doch nie zur Welt gebracht …" oder „Wenn du nicht wärst, dann hätte ich ein ganz anderes Leben führen können" usw. Es liegt auf der Hand, dass die Betroffenen sich als eine Last erleben und bei aufkommender Suizidalität der Gedanke naheliegt, dass die Eltern sicher glücklich sein werden, wenn sie nicht mehr sind. Endlich könnten diese das Leben führen, dass sie eigentlich haben führen wollen. Die Folgen solche Botschaften sind nicht nur Schuldgefühle. Sie sind immer auch stete Tropfen, die den Selbstwert eines Menschen aushöhlen können.

Eltern sind aber – wie alle anderen Menschen auch – selber für ihr Glück verantwortlich. Es ist nicht die Aufgabe von Kindern, ihre Eltern glücklich zu machen. Und mal ehrlich: Es ist unwahrscheinlich, dass Eltern, die die Schuld für Ihr persönliches Unglücklichsein ihren Kindern anlasten, nach einem Suizid plötzlich erwachsen werden und Verantwortung für ihr Leben übernehmen. Keinem Kind kann vorgeworfen werden, dass es da ist. Man kann auch keiner Pflanze, die man ausgesät hat, vorwerfen, dass sie wächst und größer werden will!

Kinder neigen jedoch lange Zeit dazu, alles zu glauben, was Eltern und andere Erwachsene ihnen sagen und durch ihre Erziehung vermitteln. Aber bedenken Sie, dass man die kürzeste Zeit seines Lebens bei seinen Eltern lebt. Die Macht und Bedeutung, die Eltern über das eigene Leben ausüben, nimmt auch mit jedem Lebensjahr weiter ab! Sollten Sie bei Eltern, Partnern oder Bekannten wohnen, die Sie immer wieder spüren lassen, dass sie Sie ablehnen, die Sie quälen und misshandeln, sollten Sie sich unmittelbar an einen vertrauensvollen Freund, Lehrer, Arzt oder Therapeuten wenden, um Hilfe zu bekommen! Manche Beziehungen mit Menschen sind einfach so verstrickt, dass man es nicht schafft, sich hieraus alleine zu befreien.

Eindruck mangelnder Zugehörigkeit

Suizidale Krisen gehen nahezu immer mit einem Gefühl absoluter Einsamkeit und Entfremdung von den Menschen einher. Ohne dieses Erleben wäre es einem wahrscheinlich auch nicht möglich, sich selbst zu töten. Es gibt einen Satz der Psychotherapeutin Verena Kast, die sagt: „Wer noch eine

Beziehung zu einem Menschen hat, der bringt sich nicht um". Leider gibt es hier auch viele Gegenbeispiele, aber der Satz hat durchaus einen Kern an Wahrheit: Nach unseren Erfahrungen ist es nämlich wirklich häufig ein anderer Mensch, der aus einer solchen tiefempfundenen inneren Einsamkeit heraushelfen kann.

Hinzu kommt, dass bei Menschen, die unter dem Gefühl der absoluten Einsamkeit leiden, die Anzahl der wirklich vorhandenen Beziehungen nicht mit dem Ausmaß der gefühlten inneren Einsamkeit übereinstimmt. Man fühlt sich einsam, ohne wirklich alleine zu sein; man hat den Eindruck, dass die eine Person, für die man das Wichtigste auf der Welt ist, fehlt und alle anderen einem nicht das geben können, was man braucht; man fühlt sich nicht als Teil einer wertgeschätzten Gruppe – selbst dann nicht, wenn alle anderen einen durchaus dazuzählen würden (und manche sicher beleidigt wären, wenn sie von den Vorbehalten wüssten) und man entwickelt – im Sog suizidalen Denkens und Erlebens – zunehmend die Idee, dass es für die anderen nicht schlimm wäre, wenn man nicht mehr ist. In der Konsequenz werden Leute, die bereit sind zu helfen, wenn Ihnen die Gelegenheit dazu gegeben werden würde, leicht übersehen. „Hätte er mir doch nur gesagt, wie schlecht es ihm geht, ich hätte wirklich versucht, ihm zu helfen", betrauern viele Suizid-Hinterbliebene. Geben Sie den Menschen in Ihrem Umfeld eine Chance und öffnen Sie sich Ihnen gegenüber. Sie müssen ja nicht gleich sagen, dass Sie sich suizidal fühlen (obwohl Sie es ernsthaft erwägen sollten). Es reicht im ersten Schritt sicherlich auch nur zu sagen, dass es Ihnen derzeit nicht gut geht und dass Sie Hilfe und Unterstützung brauchen könnten. Lösen Sie sich von dem Gedanken, dass Sie andere belasten bzw. niemals belasten dürfen. Wir Menschen sind nicht als Einzelkämpfer geboren! Wir sind Lebewesen, die eine Gruppe brauchen, um gut leben und auch überleben zu können. Jeder Mensch ist darauf angewiesen.

Gehen Sie auch nicht gleich davon aus, dass andere Menschen es leid sind, von Ihren Problemen zu hören, nur weil Sie selber von Ihren Problemen genervt sind. Sie könnten hier von Ihrem eigenen Vorurteil getäuscht werden. Suchen Sie sich Menschen als Gesprächspartner und Krisenbegleiter aus, von denen Sie vermuten, dass diese Sie ernst nehmen werden und Ihnen Verständnis zeigen. Vor dem Hintergrund, dass Suizidgedanken und Suizidversuche recht häufig in der Allgemeinbevölkerung vorkommen, stehen die Chancen gar nicht so schlecht, dass Sie auf jemanden treffen, der Ähnliches auch schon durchgemacht hat. Scheuen Sie sich aber auch nicht davor, sich anderen Leuten anzuvertrauen, wenn Sie den Eindruck gewinnen, dass die Hilfe, die Ihnen zukommt, nicht der Hilfe entspricht, die Sie benötigen.

Um sich einen Überblick über das eigene soziale Netzwerk zu verschaffen, empfehlen die amerikanischen Psychotherapeuten Thomas Ellis und Cory Newman (1996) die folgende Maßnahme:

1. Schreiben Sie die Namen aller Personen auf, mit denen Sie derzeit auf irgendeine Weise in Verbindung stehen. Die Liste sollte jeden beinhalten, mit dem Sie
   - in den vergangenen vier Wochen gesprochen haben und der Ihren Namen kennt,
   - jeden, der Ihre Anschrift, ihre Telefonnummer oder Ihren Geburtstag weiß,
   - jeden, der Ihnen in den vergangenen Wochen ein Kompliment gemacht hat,
   - jeden, der Ihnen – auf privater Basis – in den vergangenen Wochen einen Brief, eine Postkarte, eine E-Mail, SMS o. Ä. geschrieben oder Sie angerufen hat,
   - jeden, der Ihnen in den vergangenen Wochen in einer geschäftlichen Mitteilung auch eine persönliche Anmerkung gemacht oder Frage gestellt hat,
   - jeden, der wahrscheinlich traurig wäre, wenn er von Ihrem Tod erfahren würde,
   - jeden, der sich freuen würde, (nach langer Zeit) von Ihnen zu hören,
   - jeden, den Sie in den vergangenen Jahren umarmt und/oder geküsst haben.

   Fangen Sie nicht an, die Liste zu zensieren und einzelne Personen wieder zu streichen („Die Person zählt nicht, weil …“). Manchmal kann es einen tieferen oder unbewussten Grund haben, warum Ihnen gerade diese Person eingefallen ist. Und hören Sie nicht deshalb auf, weiter nachzudenken, weil Sie sich depressiv und müde fühlen. Kämpfen Sie vor allem gegen den Gedanken, aufgeben zu wollen! Vielleicht denken Sie, dass wir sehr viel von Ihnen verlangen. Das stimmt auch tatsächlich! Wir möchten nicht, dass Sie es sich leicht mit dieser Entscheidung machen. Sie sollten genau prüfen, ob es einen Weg für Sie gibt, Ihr Leben wieder zu mögen und das, was gerade schwer ist, erträglicher zu machen. Es wird kein Wunder geschehen, es wird höchstens immer wieder nur kleine

Schritte zu mehr Lebensbejahung und weniger Lebensunlust geben. Der Psychiater Viktor Frankl meinte, dass eine Selbsttötung ein untaugliches Mittel sei, um Probleme zu lösen. Das wäre nämlich, wie wenn ein Schachspieler eine besonders schwierige Schachpartie dadurch lösen würde, dass er alle Figuren vom Brett wirft. Auch schwierige Lebenssituationen können nur Schritt für Schritt gelöst werden.

2. Schreiben Sie nun deshalb bei Ihrem nächsten kleinen Schritt auf, mit welchen Menschen auf Ihrer Liste Sie zuletzt einen guten Kontakt hatten oder mit wem Sie insgesamt gut reden können. Markieren Sie diese Namen mit einem kleinen Sternchen. Wissen diese „Stern-Leute" bereits, dass es Ihnen nicht gut geht (und Sie lebensmüde sind)? Hat irgendjemand der „Stern-Leute" Sie zuletzt gefragt, wie es Ihnen geht? Hat eine dieser Personen Ihnen Hilfe angeboten, oder Sie gebeten, sich zu melden, wenn sie etwas für Sie tun kann? Jeder, der sich so verhalten hat, bittet nämlich im Grunde darum, dass Sie sich helfen lassen. Vielleicht können Sie versuchen, diesen Wunsch zu respektieren (unabhängig davon, ob die „Stern-Leute" Freunde, Angehörige oder irgendwelche Profis sind). Falls es „Stern-Leute" gibt, bislang aber niemand von sich aus Hilfe angeboten hat, dann liegt das möglicherweise nicht daran, dass diese Menschen nicht helfen wollen. Möglicherweise wollen diese Ihren persönlichen Bereich achten oder sie trauen sich aus anderen Gründen nicht, Sie anzusprechen. Natürlich könnte es auch sein, dass man es Ihnen vielleicht nicht ansieht, wie schlecht es Ihnen geht. Achten Sie einmal darauf, wie Sie derzeit auf andere wirken und achten Sie sehr genau auf Hilfsangebote, die Ihnen gemacht werden.
3. Entscheiden Sie sich nun für ein bis zwei „Stern-Leute". Schauen Sie dort vorbei oder rufen Sie sie an. Verbringen Sie Zeit mit ihnen; nutzen Sie auch die Gelegenheit, um mit ihnen über Ihre Probleme zu sprechen. – Sie trauen sich nicht? Derzeit trauen Sie sich doch im Grunde noch viel schwierigere Dinge zu: Sterben ist nämlich bestimmt nicht leichter als eine schon vorhandene Beziehung zu einem Menschen wieder aufzufrischen. Sollten Sie befürchten, dass diese Menschen irgendwann zu angestrengt von Ihnen sein könnten, dann wenden Sie sich an weitere Leute auf Ihrer Liste. Manchmal ist es hilfreich, sich vorab zu überlegen, welche Hilfe man von wem bekommen kann: Manche Menschen sind gut für praktische Unterstützung, aber überhaupt nicht gut für seelische Unterstützung; andere können einem aus negativen Stimmungen heraushelfen, sind aber in praktischen Dingen nicht hilfreich und einzelne können

eventuell beides. Am besten ist es, wenn Sie die Hilfe, die Sie brauchen und die Ihnen auch zusteht, auf verschiedene Schultern verteilen.

Fallbeispiel 4

Wilfried B. ist ein 66-jähriger pensionierter Maschinenschlosser. Vor fünf Jahren ist er in Rente gegangen, nachdem der Betrieb, für den er jahrzehntelang gearbeitet hat, Konkurs anmelden musste. Seitdem weiß er nichts mehr mit sich anzufangen. Die Ehe mit seiner Frau ist schon seit Jahren schlecht und hat sich „durch das ständige Beisammensein" nicht eben verbessert. Bis vor einem Jahr hat er recht viel Alkohol getrunken. Zu diesem Zeitpunkt ist Lungenkrebs bei ihm diagnostiziert und dann auch behandelt worden – mittlerweile geht es ihm wieder recht gut. Er hat aber ständig Angst, dass es wieder los gehen könnte und er fragt sich oft, wofür er überhaupt noch lebt. Suizidgedanken sind mal drängender und dann wieder erträglich – ganz weg sind sie aber nie. Früher ist er eher „der gesellige Typ" gewesen. Heute sieht er fast niemanden mehr („Wer hat schon Interesse, sich mit einem kaputten Sack zusammenzusetzen"). Im Rahmen der Betrachtung seiner sozialen Beziehungen wird deutlich, dass Herr B. in den letzten Monaten tatsächlich mit fast niemandem – außer seiner Frau – gesprochen hat. Gleichzeitig wird aber deutlich, dass sehr viele Leute wahrscheinlich traurig auf die Nachricht seines Todes reagieren würden: alte Arbeitskollegen, Leute aus der Nachbarschaft und Bekannte aus dem Fußballverein, für den er bis vor zehn Jahren als Jugendtrainer gearbeitet hat. Darüber hinaus gibt es zwei Leute, mit denen er während der Krebsbehandlung im Krankenhaus und der Reha häufiger zu tun hatte. Herr B. tut sich schwer damit, „Stern-Leute" zu benennen und noch schwerer damit, diese tatsächlich zu kontaktieren. Letztlich meldet er sich bei einem der Bekannten aus dem Krankenhaus und spricht einen Nachbarn an. Beide Kontakte laufen eher mühsam an. Erst als er anfängt, mehr von sich und seiner Situation zu erzählen, intensivieren sich die Beziehungen und es kommt zu regelmäßigeren Kontakten. Vollständig zufrieden ist Herr B. damit noch nicht – „aber ein Anfang ist es schon".

Beziehen Sie in Ihre Überlegungen auch das Hilfesystem mit ein, welches unsere Gesellschaft Menschen in Notlagen zur Verfügung stellt. Sie haben ein Recht darauf, die Schuldnerberatung, den sozialpsychiatrischen Dienst, das Jugendamt, Beratungsstellen, Psychotherapeuten, Ärzte, die Telefonseelsorge oder auch kostenfreie Hilfsangebote im Internet in Anspruch zu nehmen! Sämtliche dieser Stellen und Personen sind einzig dafür da, um Menschen bei der Bewältigung von schwierigen Situationen zu unterstützen!

3.1.4 Gefühle regulieren

Die Auseinandersetzung mit der Frage, ob es besser ist zu sterben oder zu leben, ist keine sachliche oder rationale Geschichte. Ziemlich sicher leiden Sie auch, wie viele Betroffene, unter massiver Unruhe, anhaltenden Grübelschleifen, Schlafproblemen und starker innerer Anspannung. Der Eindruck, es nicht länger aushalten zu können, wird durch diese Probleme noch weiter verschärft. Umso wichtiger ist es, solchen Anzeichen möglichst schnell entgegenzuwirken. Es gibt ganz einfache Techniken, um zumindest kurzfristig Entlastung zu bekommen. Sie sind so effektiv, dass man sie sogar für die Behandlung von schweren Persönlichkeitsstörungen einsetzt (Bohus & Reicherzer, 2012). Sie werden als „Skills" (dt. Fertigkeiten) bezeichnet. Skills lösen keine Probleme – sie versetzen einen aber in die Lage, wieder klarer zu denken und so besonders extreme seelische Tiefs oder extremen „Psychostress" zu überstehen.

Unter Hochstress eignen sich insbesondere *Skills zur Bewältigung von akuter Anspannung*. Man verwendet hier intensive Reize für die verschiedenen Sinne, um Übererregungszustände zu begrenzen und um sich von diesen abzulenken. Teilweise sind dies sehr ungewöhnliche Maßnahmen. Aber Ausnahmezustände erfordern auch außergewöhnliche Mittel:

- duschen Sie kalt oder legen Sie sich einen Eisbeutel in den Nacken oder auf die Unterarme,
- tauchen Sie Ihr Gesicht immer wieder kurz in eiskaltes Wasser,
- kauen Sie eine Chili-Schote, nehmen Sie einen Schluck Tabasco oder beißen Sie in frischen Meerrettich oder Ingwer,
- lassen Sie ein Gummiband auf Ihre Haut flitschen,
- legen Sie sich kleine Murmeln oder Steinchen in die Schuhe und laufen mit diesen auf und ab,
- tragen Sie starke Wärmesalbe (z. B. Finalgon) auf die Innenseite Ihrer Oberarme auf,

- träufeln Sie sich Minzöl auf die Zunge,
- kleben Sie sich ein Pflaster auf die Haut und reißen Sie es wieder herunter.

Seltsame Methoden, werden Sie vielleicht denken, aber finden Sie selbst heraus, was Ihnen hilft. Für viele ist es hilfreich – in Krisenzeiten – zwei bis drei „Skills-Zutaten" ständig mit sich zu führen, so dass sie die Techniken jederzeit einsetzen können, wenn es darauf ankommt. Eine wichtige Bedingung dabei ist, dass es Methoden sind, die keine bleibenden Schäden oder Verletzungen verursachen.

Außerhalb von Zuständen akuter Anspannung lassen sich *Skills zur Beruhigung* einsetzen, um belastende Gefühle abzuschwächen. Das sind Bewältigungstechniken, die weniger starke Reize beinhalten und eher angenehme Zustände erzeugen:
- sehen Sie sich aufmerksam Fotos mit schönen Erinnerungen an,
- nehmen Sie ein entspannendes Schaumbad,
- riechen Sie an Ihrem Lieblingsparfüm,
- essen Sie von Ihrer Lieblingsschokolade,
- beschäftigen Sie sich mit einem Haustier,
- meditieren Sie oder machen Sie Yogaübungen,
- konzentrieren Sie sich auf Ihren Atem,
- machen Sie eine Entspannungsübung,
- gehen Sie in den Wald und belauschen die Umgebungsgeräusche (Blätterrascheln, Tiere usw.), berühren Sie die verschiedenen Oberflächen der Bäume, Steine, Blätter usw., riechen Sie am Laub, an Blüten, an der Rinde, dem Waldboden usw.,
- ermutigen Sie sich selber: „Ich kann es aushalten, es wird nicht ewig andauern. Ich werde es schaffen, so wie ich Vieles in der Vergangenheit schon geschafft habe."

Gefühle lassen sich schließlich auch dadurch abschwächen, dass man das Gegenteil von dem macht, was das Gefühl einem nahelegt. Der einfachste Schritt ist hierbei immer die Kontrolle der Atmung. So gehen die meisten intensiven Gefühle entweder mit einer Beschleunigung oder einer Blockade der Atmung einher – entsprechend ist es grundsätzlich hilfreich, die Atmung zu verlangsamen bzw. zu regulieren. Verschiedene Techniken der Atementspannung lassen sich hierzu nutzen. Eine sehr einfache Methode besteht darin, eine ruhige Körperhaltung einzunehmen und die Augen zu schließen:

- Legen Sie sich dann Ihre Hand auf den Bauch und atmen Sie langsam ein, während Sie gleichzeitig gedanklich bis 5 zählen …
- Dabei sollten Sie spüren, wie sich Ihre Bauchdecke (nicht die Brust) hebt.
- Halten Sie für einen Moment den Atem an und atmen Sie schließlich langsam und ruhig aus während Sie gedanklich bis mindestens 7 zählen.
- Erst dann atmen Sie wieder ein und zählen wieder bis 5 usw.

Das Gegenteil von dem tun, was das Gefühl einem nahelegt, kann auch so aussehen, dass man eine dem Gefühl entgegengesetzte Körperhaltung einnimmt. Viele Gefühle legen eine bestimmte Körperhaltung, Mimik und Bewegungsart nahe: Wenn man sich traurig fühlt, dann bewegt man sich beispielsweise langsamer, nimmt eine gebeugtere Körperhaltung ein und weist eine starre Mimik auf. Es ist bekannt, dass genau diese Körperhaltungen die traurige Stimmung noch verstärken, während entgegengesetzte Bewegungen und Haltungen die traurige Stimmung abschwächen. Es kann also gerade in einem depressiven Zustand sehr hilfreich sein, bewusst eine aufrechte Körperhaltung einzunehmen. Bewegen Sie sich zügig und heben Sie den Kopf. Schauen Sie in die Gesichter der Menschen und schenken Sie Ihnen freundliche Blicke, auch wenn ein Lächeln noch nicht möglich sein wird.

Positive Erinnerungen wachrufen

Eine weitere naheliegende Technik, um entgegengesetzte Gefühle zu entwickeln, besteht darin, sich angenehme, schöne Erinnerungen zu vergegenwärtigen. Insbesondere, wenn man sich niedergeschlagen und traurig fühlt, neigt man dazu, eher negative Dinge als positive zu erinnern. Dies ist also in einer solchen Situation gar nicht so einfach. Für die entsprechende Übung sollten Sie sich etwa 15 bis 20 Minuten Zeit nehmen. Es geht darum, dass Sie sich bildhaft und lebendig an eine Situation aus Ihrem eigenen Leben erinnern, in der Sie sich glücklich und zufrieden (oder zumindest okay) gefühlt haben. Erinnern Sie sich an die Situation und daran, wie diese abgelaufen ist. Vergegenwärtigen Sie sich die Gefühle und Gedanken, die Sie in der Situation hatten. Gehen Sie gedanklich durch alle Einzelheiten. Versuchen Sie zu spüren, wie Ihr Körper sich in der Situation angefühlt hat und welche Sinneseindrücke (Sehen, Hören, Spüren, Riechen, Schmecken) Sie wahrnehmen konnten. Am einfachsten geht dies natürlich mit Erinnerungen, die noch nicht so lange zurückliegen; grundsätzlich kann man sich aber auch auf länger zurückliegende Erlebnisse konzentrieren. Sollten Sie beim besten Willen an keine solche Situation erinnern, dann können Sie auch eine Situation nehmen, bei der Sie das Gefühl von großer Erleichterung und vielleicht sogar Freude erlebt haben, weil Sie irgendeine Sache abgeschlossen oder hinter sich gelassen haben. Wenn Sie die Übung (am besten täglich) wiederholen, werden Sie merken, dass Sie sich nicht nur nach der Übung besser fühlen, sondern auch Ihre Zukunft positiver sehen können (Tarrier und Kollegen, 2013). Eine gute Hilfe für den Einstieg ist es, wenn Sie einen Gegenstand oder ein Foto haben, der bzw. das mit diesem Erlebnis etwas zu tun hat. Sie können sich dann damit schon mal auf die Übung einstimmen.

In seltenen Fällen kann die Übung dazu führen, dass man seine aktuelle Situation negativer als vorher bewertet. Wenn Sie also merken sollten, dass eine Vorstellung Ihnen nicht gut tut, dann brechen Sie die Übung umgehend ab. Wenn Entspannungs- und Vorstellungsübungen grundsätzlich nichts für Sie sein sollten, dann können Sie die Erinnerung, samt der genauen Beschreibung derselben und der Einschätzung, was genau Sie glücklich gemacht haben könnte, auch einfach mit allen Einzelheiten aufschreiben. Machen Sie eine Geschichte daraus.

Zur Beruhigung der Gedanken und Gefühle lassen sich schließlich auch sogenannte *Skills zur Ablenkung* verwenden. Eine ablenkende Wirkung ist vor allem von solchen Aktivitäten zu erwarten, die die eigene Aufmerksamkeit voll beanspruchen (z. B. etwas Interessantes lesen, einen spannenden Film ansehen, mit Interesse fernsehen, bewusst Musik, Radio oder Hörbücher hören, Computerspiele machen oder Denksportaufgaben lösen). In vielen Fällen ist es hilfreich, sich nicht nur gedanklich oder eher passiv (durch Lesen, Fernsehen etc.) abzulenken, sondern vor allem körperlich aktiv zu werden (z. B. Spazierengehen, Musik machen, Gartenarbeit, Hausarbeit, Tiere versorgen, kochen, die Wohnung umräumen usw.) oder, wenn möglich, Freunde zu treffen oder sogar länger zu besuchen, um dadurch einen „Tapetenwechsel“ vorzunehmen. Vielen hilft sportliche Aktivität. Monotone Sportarten, die nur wenig Konzentration erfordern, wie beispielsweise Laufen und Schwimmen, sind dabei allerdings weniger geeignet als Sportarten, die viel Aufmerksamkeit und schnelles Reagieren (aber in der Regel dann auch Mitspieler) erfordern. Andererseits können Sie davon ausgehen, dass jede Art von körperlicher Bewegung zu einer Anregung des Kreislaufs und damit der lebenserhaltenden Prozesse im Körper führt. Es ist bekannt, dass z. B. auch Joggen eine antidepressive Wirkung hat. Diese wissenschaftlichen Erkenntnisse können Sie also auch ganz einfach für sich nutzen.

Schließlich sollten Sie darauf achten, dass Sie Ihre emotionale Verwundbarkeit nicht noch dadurch erhöhen, dass Sie in der Zeit der Krise nicht ausreichend essen, trinken und schlafen. Regelmäßige Nahrungsaufnahme (es dürfen auch kleine Mengen sein) und mindestens 2 Liter Flüssigkeit pro Tag verhindern Unterzuckerung und Flüssigkeitsmangel im Körper und in der Folge auch seelisches Ungleichgewicht. Ebenso wichtig ist es, ausreichend Schlaf zu haben. Insbesondere in Krisenzeiten ist letzteres aber oft extrem schwierig. Sollten Sie unter massiven Schlafstörungen leiden, kann es sinnvoll sein, einen Arzt aufzusuchen und übergangsweise (d. h. einzelne Tage bis maximal 2 Wochen) schlafanstoßende Medikamente zu nutzen. Es gibt einige Regeln von Schlafforschern zur Schlafhygiene, auf die Sie zudem Acht geben sollten:

1. keine koffeinhaltigen Getränke mehr nach dem Mittagessen zu sich nehmen,
2. Alkohol und Drogen weitgehend meiden (beides taugt nicht wirklich als Schlafmittel und lässt einen zudem anfälliger für rasche Stimmungswechsel werden bzw. senkt die Kontrolle, die man über Impulse hat – alles nichts, was der lebenswillige Teil derzeit brauchen kann),
3. keine schweren Mahlzeiten am Abend zu sich nehmen,
4. auf ausreichende Aktivität am Tag achten,
5. tagsüber keine „Nickerchen“ machen (auch nicht abends vor dem Fernseher),
6. mögliche Grübelthemen am besten schon vor dem Zu-Bett-gehen aufschreiben (dadurch werden diese nicht so drängend, weil sie ja dann nicht „verloren gehen“ können),
7. das Bett nur zum Schlafen nutzen (und nicht zum Lesen, Fernsehen, Telefonieren), und
8. die Bettliegezeit insgesamt verringern (also gerade nicht ganz früh ins Bett gehen und möglichst lange im Bett liegen bleiben – hierdurch verringert sich der „Schlafdruck“).

Radikale Akzeptanz

Während die bisher beschriebenen Skills alle beinhalten, dass man etwas tut, um sich (kurzzeitig) besser zu fühlen, kann das Akzeptieren, das Annehmen unveränderlicher Dinge eine nachhaltigere seelische Entlastung mit sich bringen. Radikale Akzeptanz kann sogar ein sehr bedeutsames therapeutisches Ziel sein. Hier geht es darum, Situationen und eigene Gefühle so anzunehmen, wie sie sind, ohne dass versucht wird, sie zu verändern: „Mein Partner hat mich verlassen, um mit einer jüngeren Frau zusammenzuziehen. Mich verletzt das sehr, so ist das." Oder: „Mein Vater hat mich in meiner Kindheit jahrelang verprügelt; hierdurch fällt es mir schwer, anderen Menschen zu vertrauen, so ist das." Natürlich kann es nur darum gehen, Tatsachen zu akzeptieren – und nicht darum Ideen, Meinungen und Ansichten zu akzeptieren (Bohus & Reicherzer, 2012).

3.1.5 Selbstkontrolle stärken

Unter der Voraussetzung, dass Sie dem lebenswilligen Teil in Ihnen noch Zeit geben wollen, eine Art von Lösung für Ihre Situation zu finden, empfehlen wir Ihnen dringend, sich mit ein paar sehr wirksamen „Sicherungsmaßnahmen" zu schützen. Diese sind dann besonders hilfreich, wenn Sie sich selber als eine spontane oder impulsive Person kennen, die leicht aus einem Gefühl heraus unmittelbar handelt. Alle anderen sollten die beiden folgenden Strategien aber auch nutzen.

Tödliche Mittel beseitigen

Damit zwischen einem Suizidimpuls „aus dem Bauch heraus" und seiner Umsetzung das Denken, also „der Kopf nochmal anspringt", empfiehlt es sich genau darauf zu achten, dass die angedachten Suizidmittel nicht unmittelbar verfügbar sind. Sie sollten verschlossen und unzugänglich oder zumindest weit weg aufbewahrt werden oder am besten gänzlich beseitigt werden. Sie können sicherlich nicht alle möglichen todbringenden Mittel aus Ihrer Umgebung verbannen. Sie sollten aber sehr sorgfältig darauf achtgeben, dass die Mittel, die für Sie in Frage kommen, nicht ohne weiteres verfügbar sind. Das kann nun bedeuten, dass Sie zum Beispiel (a) Ihren Medikamentenvorrat in den Müll werfen oder einer vertrauten Person zur Verwahrung geben, (b) Ihr Auto eine Zeitlang nicht benutzen und den Autoschlüssel abgeben oder außer Haus bringen, (c) das auserwählte Seil abgeben, in der hintersten Kellerecke verstecken oder in ein Schließfach am Bahnhof einschließen, (d) die Balkontür mit einem schweren Sessel, Sofa oder Regal verstellen oder, wenn möglich, verschließen und den Schlüssel abgeben, (e) keine Rasierklingen im Haus haben, (f) Schusswaffen einem Freund/Partner/Kollegen anvertrauen oder zumindest die Munition aus dem Haus schaffen. (Achtung: Die Waffen müssen von jemandem in Gewahrsam genommen werden, der einen Waffenschein hat.)

Möglicherweise kommen Ihnen diese Vorschläge albern vor; Sie könnten ja einfach losziehen und sich neue Medikamente, Seile, Rasierklingen usw. besorgen. Das ist absolut richtig (und genau aus diesem Grund läuft Ihnen die Möglichkeit einer Selbsttötung auch gar nicht weg) – der Nutzen dieser Vorsichtsmaßnahme besteht aber darin, dass Sie nicht aus einer momentanen Stimmung heraus weitreichende Entscheidungen umsetzen können. Einem trockenen Alkoholiker würden sie ja wahrscheinlich auch nicht empfehlen, cinen Alkoholvorrat im Haus zu behalten. Wenn eine (ausgewählte) Selbsttötungsmethode nicht verfügbar ist, dann bleiben suizidale Impulse oft ohne Folgen. Starke suizidale Impulse halten meist nicht lange an (auch, wenn es sich anfühlt, als würden sie eine Ewigkeit währen). Wenn Sie dem lebensbejahenden Teil, der sich in Ihnen befindet, also noch eine Chance geben wollen, dann sichern Sie Ihre Umgebung.

Fallbeispiel 5

Karsten A. ist ein 32-jähriger Netzwerkadministrator. Seit seiner Kindheit leidet er unter heftigen Anspannungszuständen, in denen es ihm schwerfällt, Wut zu kontrollieren. Bis vor zehn Jahren ist er in der Hooliganszene aktiv gewesen. Er ist wegen wiederholter Körperverletzung vorbestraft. In der Kindheit und Jugend ist er immer wieder von seinem Vater körperlich gequält und misshandelt worden. Seine Mutter hat ihn zwar immer anschließend getröstet, geholfen hat sie ihm aber nie. Heute hat Herr A. vor allem oberflächliche Beziehungen. Es fällt ihm nicht schwer, Leute, v. a. Frauen kennenzulernen, die Beziehungen halten aber immer nur sehr kurz. Zweimal hat er bisher versucht, sich das Leben zu nehmen. Beide Male nach der Trennung von einer Freundin, beide Male in alkoholisiertem Zustand. Beide Male hat er also aus einem Impuls heraus gehandelt. Er hat einfach Mittel benutzt, die gerade verfügbar waren. Er sagt, es sei okay, überlebt zu haben, es würde ihn „aber nicht stören, wenn es anders ausgegangen wäre". Herr A. berichtet, dass es v. a. die einschießende Wut ist, die ihm in verschiedenen Lebenssituationen Schwierigkeiten bereitet. Um mehr Kontrolle über sein Handeln zu bekommen, übt Herr A. verschiedene Skills ein: Als hilfreich erweist es sich für ihn, bei aufkommender Wut die Augen kurz zu schließen, die Luft anzuhalten, die Zähne sehr fest aufeinanderzubeißen und, wenn dies nicht reicht, eine Chilischote zu zerkauen. Manchmal hilft es ihm, sich mit Hilfe eines Computerspiels abzulenken. Schließlich lässt Herr A. sich auch darauf ein, seine Wohnung gegen einschießende suizidale Impulse zu sichern. Er verschenkt daraufhin mehrere Leatherman-Messer, wirft das Seil fort, mit dem er schon mal versucht hat, sich zu erhängen und bereinigt seinen Medikamentenschrank. Schlussendlich achtet er darauf, in Zeiten vermehrter Anspannung keinen Alkohol zu trinken.

Wenn Sie sich manchmal in einem Umfeld bewegen, in dem Selbsttötungen verherrlicht werden, dann sollten Sie sich davor ebenfalls schützen. Es gibt Suizid-Foren im Internet, in denen der Tod als beste Lösung angesehen wird und als „Ort des besseren Lebens" verklärt wird. Dort werden oft auch Selbsttötungsmethoden diskutiert. In einer Krise kann man von diesen Ideen leicht überzeugt oder sogar verführt werden. Wir finden, Sie sollten gut überlegen, ob Sie sich diesen Einflüssen während einer Krise aussetzen wollen. Auch wenn Sie sich dort vielleicht sehr gut verstanden fühlen, sollten Sie solche Foren meiden und sich am besten vorläufig dort abmelden.

Notfallplan erstellen

In einer schweren akuten Krise können Menschen oft keinen klaren vernünftigen Gedanken mehr fassen. Gerade deshalb empfehlen wir Ihnen, dass Sie sich schon vorher einen Notfallplan, also im Grunde so etwas wie einen „Denkzettel" erstellen. Dieser kann Ihnen helfen, sich zu erinnern, was Sie mit klarem Kopf gedacht und vorgenommen haben. Diesen Zettel sollten Sie dann immer bei sich tragen. Überlegen Sie also, was Sie tun wollen, wenn sich Ihre Krise zuspitzen sollte. So kann ein sogenannter Notfallplan entstehen. Im Notfallplan listen Sie zum einen Aktivitäten auf, die Sie alleine unternehmen können, um Suizidideen oder gar Impulsen entgegenzuwirken, und zum anderen notieren Sie (a) die Namen und Telefonnummern hilfreicher Freunde und/oder Familienangehörigen, sowie (b) professionelle Hilfestellen, fachliche Dienste, an die Sie sich im Fall einer Krise wenden können. Sie sollten diese Liste jederzeit zur Verfügung haben und ansehen können, damit Sie sich erinnern, was Sie sich vorgenommen haben. Am besten sind kleine Karten (z.B. Karteikarten oder Rückseiten von Visitenkarten), die Sie in den Geldbeutel oder die Brieftasche stecken können. Der Notfallplan kann natürlich auch im Smartphone gespeichert werden. Ein Beispiel für einen umfangreich gestalteten Notfallplan findet sich im folgenden Kasten.

Beispiel: Notfallplan

Ich bin zu Hause und merke, dass ich darüber nachdenke, mir etwas anzutun.

Ich schütze mich selbst, indem ich ...
- 3-mal tief einatme,
- meine Lieblingsmusik auflege,
- die Entspannungskassette höre,
- ein Glas kühles Wasser trinke,
- Schokolade esse,
- eine Folge meiner Lieblingsserie angucke,
- ein Computerspiel mache,
- eine Zigarette rauche.

Ich merke, dass ich länger als 10 Minuten über die Methoden nachdenke, mit denen ich mich umbringen könnte.

Ich schütze mich selbst, indem ich ...
- in die Natur oder in die Stadt gehe,
- einen Dauerlauf mache,
- ein warmes Bad nehme,
- in ein Kissen hinein schreie,
- ins Kino, Sauna oder Schwimmen etc. gehe,

- mit dem Auto fahre, ganz laut Musik höre und mitsinge,
- einen Friseur-Termin für den gleichen Tag vereinbare,
- einen Massage-Termin vereinbare,
- mich einige Zeit unter die Dusche stelle.

Ich merke, dass ich meine Gedanken, mich umzubringen, nicht mehr bekämpfe

Ich schütze mich, indem ich
- ______________________ [Name einer bestimmten Person] anrufe,
- ______________________ [Name einer bestimmten Person] besuche oder sie/ihn bitte, mich zu besuchen,
- die Telefonseelsorge (Ruf-Nr.: 0800–11 10 111 oder 0800–11 10 222) anrufe,
- meine Therapeutin oder einen Kollegen in ihrer Praxis anrufe und mir einen Termin geben lasse,
- zum Arzt gehe und mir Medikamente verschreiben lasse,
- mich mit dem Taxi ins Krankenhaus (Notaufnahme) fahren lasse,
- den Notarzt (112) rufe.

Vielleicht fallen Ihnen hier auch Dinge ein, die Sie nicht so offen hinschreiben wollen, weil sie niemand lesen sollte. Dann verwenden Sie eine Abkürzung, bei der nur Sie wissen, was gemeint ist. Lassen Sie sich nicht einschränken! Alles, was in so einer Situation Ihr Leben retten könnte, ist hier erlaubt, auch wenn andere meinen, dass „man“ so etwas nicht machen sollte. Natürlich können Sie zusätzlich die oben beschriebenen Skills im Notfallplan verwenden. Aber schreiben Sie nur Dinge auf die Liste, die Ihnen wirklich zur Verfügung stehen oder die Sie gut beherrschen; wenn Sie also beispielsweise noch nie eine Entspannungs-CD genutzt haben, dann ist die Notfallsituation nicht die beste Situation, um damit zu beginnen. Es ist sicherlich sehr sinnvoll, bestimmte Dinge vorher bereits einmal zu testen: Es sollte beispielsweise geschaut werden, wie die Notaufnahme der zuständigen Klinik zu erreichen ist. Am besten speichern Sie alle wichtigen Nummern zur Sicherheit in Ihrem Telefon ab. Sie können auch prüfen, inwieweit Sie Gespräche mit der Telefonseelsorge als hilfreich erleben, ob Gespräche mit bestimmten Freunden und Familienmitgliedern förderlich sind oder doch andere Personen geeigneter erscheinen usw. Eine ganz praktische Maßnahme wäre auch, sich schon mal Taxigeld für den Notfall bereitzulegen.

3.1.6 Aktiv bleiben

Achten Sie in der Zeit der Krise schließlich darauf, dass Ihr Tagesablauf einigermaßen geordnet ist. Nehmen Sie sich aber nur Aktionen vor, die Ihnen (1) dabei helfen, zumindest eine Spur von Sinn zu erleben und (2) verhindern, dass Ihre Stimmung sich noch weiter verschlechtert. Es ist absolut nachvollziehbar, wenn Sie sich in der Krisensituation mehr zurückziehen und anstehende Aktivitäten vermeiden – Sie tun, was sich bei Traurigkeit und Antriebslosigkeit natürlich anfühlt und was sich vielfach im Umgang mit körperlichen Erkrankungen bewährt hat. Wenn man z. B. eine Grippe hat, ist es genau richtig, sich zurückzuziehen, sich zu schonen, sich Ruhe zu gönnen, bis man wieder Energie hat. Bei psychischen Schwierigkeiten tragen aber ebendiese Verhaltensweisen vielfach zu einer Verschlimmerung der Situation bei. Günstig ist es vielmehr, trotz Niedergeschlagenheit und Hoffnungslosigkeit, aktiv zu bleiben – auch dann, wenn es sich manchmal künstlich oder sogar „roboterhaft" anfühlt. Auf diese Weise können Sie verhindern, dass es zu einer weiteren Stimmungsverschlechterung und Selbstabwertung kommt, dass es zu Veränderungen des Stoffwechsels (und damit zu einer Intensivierung negativen Erlebens) kommt und dass zusätzliche Probleme aus der Passivität heraus entstehen: Achten Sie also vor allem darauf, dass Sie weiterhin Briefe öffnen, Termine wahrnehmen (insbesondere mit dem Arbeitsamt oder andere öffentlichen Stellen, die sonst Schwierigkeiten machen könnten), Kinder und Haustiere versorgen, Rechnungen bezahlen, die körperliche Hygiene aufrechterhalten, Arzttermine wahrnehmen, Medikamente einnehmen usw. Sollten Sie mit den zu Letzt genannten Dingen Schwierigkeiten haben, dann bitten Sie Angehörige und Freunde, Ihnen hierbei zu helfen.

Merke:

Zusammengenommen können die folgenden Strategien in einer suizidalen Krise hilfreich sein:

- Machen Sie sich ein ehrliches Bild vom Ausmaß der aktuellen Gefährdung.
- Setzen Sie sich genau mit Ihren Gründen für das Sterben und Ihren Gründen für das Leben/gegen das Sterben auseinander.

- Bleiben Sie kritisch gegenüber belastenden Gedanken und Überzeugungen.
- Nutzen Sie Skills, um mit Erregungs- und Anspannungszuständen umzugehen.
- Sichern Sie Ihre Umgebung indem Sie Gefahren beseitigen.
- Erstellen Sie einen Notfallplan.
- Achten Sie darauf, sinnvolle und hilfreiche Aktivitäten fortzusetzen.
- Suchen Sie sich Hilfe und Unterstützung bei der Auseinandersetzung mit den bestehenden Schwierigkeiten.

Alle diese Hilfen werden Ihre Lebensprobleme zwar nicht lösen, aber mit ihnen können Sie sich eine einigermaßen stabile Grundlage schaffen. Auf einer solchen Basis haben Sie die Möglichkeit, Ihre Probleme mit mehr Ruhe und Kraft anzugehen und die Hilfen, die Ihnen angeboten werden, zu nutzen.

3.1.7 Nach einem Suizidversuch

Es könnte sein, dass Sie dieses Kapitel als erstes aufgeschlagen haben, weil Sie sich genau an diesem Punkt befinden: Sie haben überlebt und wissen noch gar nicht, ob das ein Glück für Sie war. Viele Betroffene sind nach einem Suizidversuch vor allem von Schamgefühlen durchdrungen. Man schämt sich, weil man den Eindruck hat, (ein weiteres Mal) versagt zu haben, weil man nicht weiß, wie man den Angehörigen entgegentreten soll, weil man den Eindruck hat, dass man von allen wie ein „Alien" betrachtet wird, weil man denkt, dass nun alle wissen, wie „fertig" man ist, weil man in eine psychiatrische Klinik eingeliefert wurde, weil man „schwach" war, und vermeintlich unmoralisch und unsozial gehandelt hat usw. Manchmal werden die Gefühle von Scham und Schuld sogar noch durch die Reaktionen der Angehörigen verstärkt („Was hast du dir denn dabei gedacht?!") oder auch Rettungskräfte („Da haben Sie uns ja wirklich in Gefahr gebracht!") und ungeschulte Behandler reagieren unpassend („Damit erreichen Sie doch gar nichts!").

Schamgefühle verhindern oftmals, dass die Betroffenen sich mit dem Suizidversuch und den Gedanken und Gefühlen, die dazu geführt haben, auseinandersetzen. Lassen Sie sich davon nicht zu sehr beeindrucken. Es gibt auch Menschen, die ihr Überleben im Nachhinein als ihre zweite Geburt betrachten können. Und auch Sie haben jetzt ein Recht auf eine gute Behandlung, um herauszufinden, wie Sie zu dieser neuen Situation stehen. Zögern Sie nicht, alle Möglichkeiten in Anspruch zu nehmen. Manchmal „fliehen" die Betroffenen regelrecht aus dem Krankenhaus. Machen Sie diesem Fehler nicht! Ein Suizidversuch ist nichts, wofür man sich schämen muss. Es ist keine peinliche Handlung, sondern Ausdruck tiefster Verzweiflung. Sehr viele Menschen haben einen Suizid erwogen oder versucht – Sie sind also weder allein noch komisch! Und es ist ein Glück, dass Sie überlebt haben! Nutzen Sie nun professionelle Hilfe, um das Ereignis aufzuarbeiten.

Manchmal begeben sich Betroffene auch deshalb nicht in Behandlung, weil Sie so erschrocken über den Suizidversuch sind, dass Sie nicht glauben, etwas Vergleichbares könne noch einmal passieren. Machen Sie sich aber bitte nichts vor! Ein Suizidversuch – auch wenn er in betrunkenem Zustand vollzogen wurde – ist immer absolut ernst zu nehmen. Und auch, wenn ein Suizidversuch in den allermeisten Fällen nicht wiederholt wird, so ist das Risiko für eine Wiederholung doch nie so hoch, wie im ersten Folgejahr. Es ist daher sehr wichtig zu verstehen, wie es zum Versuch gekommen ist. Irgendwie muss diese Lebensmüdigkeit oder diese Sehnsucht, tot zu sein, ja in Ihnen entstanden sein. Hierbei ist neben dem Verständnis der äußeren Umstände vor allem das Verständnis für die inneren Vorgänge, Gedanken und Bewertungen bedeutsam. Suchen Sie sich einen Therapeuten, der Ihnen dabei hilft, diese inneren Abläufe genau zu verstehen, die ersten Warnzeichen zu erkennen und Notfallstrategien zu erarbeiten. Das Ganze lässt sich vergleichen mit einem Fahrsicherheitstraining: Niemand wünscht sich, dass Sie die Fertigkeiten des Trainings je brauchen werden, die Chancen stehen zudem gut, dass die Fertigkeiten nie abgerufen werden müssen und gleichzeitig ist es gut, wenn man die Fertigkeiten im Notfall besitzt!

3.2 Wie sieht die Behandlung aus?

Suizidalität ist ein häufiges Thema in der psychiatrischen und psychotherapeutischen Praxis, das immer sehr ernstgenommen wird und Vorrang vor der Behandlung aller anderen Schwierigkeiten hat. Wenn Sie von Suizidgedanken oder suizidalem Verhalten berichten, dann wird ein Therapeut zunächst eine Risikoabschätzung vornehmen. Er wird sich ein Bild davon machen, wie sehr Sie gefährdet sind und welche Motive Ihren Suizidwünschen zugrunde liegen. Er wird Ihnen helfen bei einer Entscheidung für oder gegen das Leben weiterzukommen und er wird mit Ihnen Strategien und Techniken erarbeiten, um mit Belastungen, Symptomen und Suizidimpulsen umzugehen. Er wird also viele der Dinge tun, die in den letzten Abschnitten beschrieben wurden – allerdings mit dem Vorteil, dass er Ihnen als verlässlicher Partner zur Seite steht und sämtliche Maßnahmen an Ihre persönliche Situation anpassen kann. Zudem kann der Therapeut belastende Überzeugungen und Vorstellungen hartnäckiger infrage stellen, als es Ihnen alleine möglich ist. Ein Therapeut ist in der Regel neutral und unbefangen. Mit dieser Distanz also kann er Ihnen dabei helfen, eine andere Meinung bezüglich Ihrer Situation zu entwickeln und Spielräume, da wo Sie sie selbst (noch) nicht sehen, auszuloten. Von außen sieht man immer mehr.

Im Rahmen der akuten Krise wird ein Therapeut die Behandlung an Ihre speziellen Bedürfnisse anpassen: Er wird Ihnen mehrere Termine pro Woche anbieten und/oder kurze telefonische Zusatzkontakte vereinbaren. Möglicherweise – aber nur dann, wenn Sie es sich vorstellen können – wird er Ihre Angehörigen zu einzelnen Terminen einladen und sich mit Ihrem behandelnden Arzt besprechen. Er wird also vieles dafür tun, dass Sie sicher sind und Unterstützung von verschiedenen Personen erfahren.

Ein Schiff kann auch nicht im Sturm auf dem Meer repariert werden, sondern nur im geschützten Hafen

Immer dann, wenn Sie und der Therapeut unsicher sind, ob Sie zu Hause ausreichend geschützt sind, wird eine Behandlung im Krankenhaus erwogen werden. Eine stationäre Behandlung bietet, gegenüber der ambulanten Behandlung in einer Praxis oder Beratungsstelle die Vorteile, dass (1) Ihre Sicherheit durchgängig gewährleistet ist, (2) Sie eine Auszeit von alltäglichen Belastungen bekommen, (3) Ihnen ein Team verschiedener Berufsgruppen (Ärzte, Psychologen, Sozialpädagogen, Sozialarbeiter usw.) bei der Auseinandersetzung mit Ihren Schwierigkeiten zur Seite steht und (4) eine intensivere Behandlung möglich ist. Gleichzeitig ist eine stationäre Behandlung natürlich nicht immer erforderlich – auch nicht im Umgang mit Suizidalität. Sie müssen also keineswegs befürchten, dass ein Therapeut Sie immer gleich in einer Klinik unterbringen will, sobald Sie anfangen, von Suizidgedanken zu sprechen. Zunächst wird er versuchen, mit Ihnen Möglichkeiten zu entwickeln, wie Sie Ihre Probleme innerhalb Ihres gewohnten Umfelds lösen können. Erst wenn dies nicht möglich ist und ein Klinikaufenthalt unvermeidbar erscheint, wird dies in den allermeisten Fällen auf der Basis einer gemeinsam mit Ihnen getroffenen Entscheidung geschehen.

Nur in seltenen Fällen wird eine stationäre Unterbringung gegen den Willen des Betroffenen veranlasst. Die Voraussetzungen für einen solchen Schritt sind nur dann gegeben, wenn unmittelbare Suizidgefahr droht und davon auszugehen ist, dass die betroffene Person nicht freiverantwortlich über ihr Handeln entscheiden kann (beispielsweise aufgrund einer psychischen Erkrankung oder der Einnahme bewusstseinsverändernder Substanzen). In dieser Situation wird ein niedergelassener Psychotherapeut einen ärztlichen Kollegen hinzuziehen und eine Einweisung in eine psychiatrische Klinik veranlassen. Durch den aufnehmenden Arzt der Klinik wird die Notwendigkeit einer unfreiwilligen Aufnahme erneut geprüft; genauso wie durch einen Richter, der letztendlich über eine Verlängerung der Unterbringung entscheiden muss. Ein Therapeut, der in einer solchen Situation nicht handelt, macht sich möglicherweise wegen unterlassener Hilfeleistung (bzw. fahrlässiger Tötung) strafbar.

Im Anschluss an die akute Krisenintervention muss zunächst geklärt werden, ob vielleicht eine psychische Erkrankung vorliegt. Wenn eine solche Erkrankung vorliegt, macht es natürlich einen Unterschied, ob es im Rahmen einer depressiven, einer psychotischen oder einer Borderline-Störung zu suizidalem Verhalten gekommen ist. Unabhängig von der Behandlung der „Grunderkrankung" herrscht mittlerweile jedoch weitreichende Einigkeit darüber, dass die Aufarbeitung der suizidalen Krise gesonderter therapeutischer Aufmerksamkeit bedarf. Ein Therapeut wird daher versuchen, gemeinsam mit Ihnen, ein sehr genaues Verständnis davon zu entwickeln, wie suizidales Verhalten bei Ihnen abläuft und welche Vorstellungen und Überzeugungen das suizidale Verhalten begünstigen. Zu diesem Zweck wird der Therapeut die Stunden und Minuten rund um suizidales Erleben und Verhalten so genau erfragen, als wollte er ein Drehbuch über die Situation schreiben. Auf diese Weise lassen sich Gesetzmäßigkeiten erkennen, welche Situationen, Gefühle, Gedanken und Konsequenzen Sie anfällig für suizidales Verhalten machen. Dieses Wissen hilft wiederum dabei, suizidalem Erleben vorzubeugen. Daher wird der Therapeut sich des Weiteren dafür interessieren, wie Sie grundsätzlich über sich, andere Menschen und die Zukunft denken: Sind Sie ein Mensch, der eher pessimistisch ist, dem es schwerfällt, Vertrauen zu anderen Menschen zu haben, der oftmals fürchtet, sich zu blamieren oder der immer wieder denkt, weniger wert zu sein als andere, nicht zu genügen, unfähig, unattraktiv oder langweilig zu sein?

Solche und ähnliche Ideen und Meinungen, die mit suizidalem Verhalten in Verbindung stehen können, wird der Therapeut genau mit Ihnen betrachten. Er wird klären, wie sich diese Ideen im Alltag auswirken, welche Strategien Sie entwickelt haben, mit diesen Ideen umzugehen und durch welche Erfahrungen sich diese Meinungen gebildet haben. Er wird Ihnen dabei helfen, diese Denkmuster infrage zu stellen. Sie prüfen dann, inwieweit diese Gedanken und Ideen tatsächliche gute, passende und hilfreiche Beschreibungen Ihrer Person und Ihrer Situation sind.

Natürlich, und hier nimmt die therapeutische Arbeit in der Regel Ihren Ausgangspunkt, wird der Therapeut Ihnen aber auch dabei helfen, aktuelle und wiederkehrende Probleme anzugehen, sich über eigene Wünsche und Ziele klar zu werden sowie Problemlösungen zu versuchen (in Fällen, in denen handelnd etwas verändert werden kann) bzw. Belastungen zu verarbeiten (in Fällen, in denen Erlebnisse und Erfahrungen aus der Vergangenheit nicht mehr verändert werden konnen). Ein Therapeut wird Ihnen schließlich dabei helfen, Beziehungen in stärkerem Maße so zu gestalten, wie Sie es sich wünschen: Es kann darum gehen, dass Sie (1) sich im Kontakt mit anderen mehr trauen, so zu sein, wie Sie sind, (2) sich besser von den Anforderungen und Wünschen anderer abgrenzen oder (3) besser verstehen, wie Sie auf andere wirken und welche Reaktionen Sie bei ihnen erzeugen.

Ganz grundsätzlich verfolgen sämtliche dieser therapeutischen Strategien nicht nur das Ziel, dass Sie aus Ihrer Verzweiflung oder Verbitterung herausfinden, sondern auch mehr Wohlbefinden und Sinn in Ihrem Alltag erleben. Eine Selbsttötung verliert damit zunehmend an Bedeutung und langfristig an Notwendigkeit. Im besten Fall wirkt eine Psychotherapie wie eine Impfung: Sie entwickeln Antikörper gegen diese infektiösen suizidalen Gedanken, Sie werden psychisch immun dagegen. Die Behandlung ist damit weniger technisch, sondern an Ihren persönlichen Wünschen und Bedürfnissen orientiert. Die Wirksamkeit der beschriebenen therapeutischen Strategien in der Vorbeugung von Suizidversuchen ist nicht nur ein Ergebnis unserer Erfahrung. Die Wirkung konnte auch durch wissenschaftliche Forschung belegt werden.

Medikamentöse Behandlung

Der Nutzen von Medikamenten in der Behandlung suizidalen Erlebens und Verhaltens ist begrenzt. In der akuten Krise können hochdosierte Beruhigungsmittel (aus der Gruppe der Benzodiazepine) dabei helfen, Übererregungszustände und Schlafschwierigkeiten zu begrenzen. Aufgrund des hohen Abhängigkeitspotenzials dürfen diese allerdings nur kurzfristig (max. 2 Wochen) und unter ärztlicher Aufsicht eingesetzt werden!

Während die Wirksamkeit antidepressiver und antipsychotischer Psychopharmaka in der Behandlung psychischer Störungen unbestritten ist, konnte eine antisuizidale Wirkung dieser Medikamente bislang nicht stichhaltig belegt werden. Insbesondere bei Kindern und Jugendlichen zeigte sich verschiedentlich eine leichte Zunahme suizidalen Verhaltens unter der medikamentösen Behandlung mit Antidepressiva. Grundsätzlich sollten Antidepressiva nie zur Akutbehandlung von Suizidwünschen eingesetzt werden!

Das einzige Medikament, das langfristig mit einer Abnahme suizidalem Erlebens und Verhaltens einhergeht, ist Lithium – leider handelt es sich hier aber ebenfalls um kein Medikament, dass in einer Krise kurzfristig angesetzt werden kann.

4 Was kann ich als Angehöriger tun?

Wer noch eine Beziehung zu einem Menschen hat, der bringt sich auch nicht um.

(Verena Kast, 1992)

Suizidalität ist ein Tabuthema. Aus diesem Grund schrecken viele Betroffene davor zurück, ihre Empfindungen mit Angehörigen und Freunden zu besprechen. Sie befürchten, dass sie diese übermäßig ängstigen könnten und/oder dass diese auf wenig hilfreiche Weise reagieren. Gleichzeitig fühlen sich viele, die mitbekommen oder vermuten, dass ein Freund oder ein Angehöriger über einen Suizid nachdenkt, unsicher, ob und wie sie ihre Vermutung ansprechen sollen. Auf der anderen Seite gibt es schließlich Betroffene, die so oft und anhaltend über ihre Suizidgedanken, -wünsche und -handlungen sprechen, dass sich Angehörige völlig überlastet und erschöpft fühlen.

So oder so, ist ein Gespräch mit jemandem, der einen Suizid erwägt, schwierig und von Vorbehalten und Hemmungen geprägt. Nicht zu reden, ist aber keine Alternative – obwohl es oft vorzukommen scheint. In einer amerikanischen Studie zeigte sich beispielsweise, dass knapp 90 % der befragten Eltern nicht wussten, dass ihre Kinder sich mit Suizidgedanken tragen bzw. einen Suizidversuch unternommen haben (Kashani und Kollegen, 1989). Gerade in dieser Zeit braucht es aber einen offenen, direkten und unterstützenden Austausch zwischen der suizidalen Person und ihren Vertrauten. Die Beziehung zu Ihnen kann lebenserhaltend sein.

Suizidmythos 7: „Wenn man Menschen auf Suizidgedanken anspricht, bringt man sie erst auf die Idee.“

Es ist naiv anzunehmen, dass Menschen in einer Krise wirklich erst durch Fragen nach Suizidideen auf die Idee einer Selbsttötung kommen. Entweder stellt eine Selbsttötung keine Option für die Leute dar oder die Gedanken sind ohnehin schon da. Fragen nach Suizidgedanken machen nicht suizidal!

In einer groß angelegten Schuluntersuchung konnten Gould und Kollegen (2005) dies eindrücklich zeigen. Alle teilnehmenden Schüler wurden zu zwei Zeitpunkten im Abstand von einer Woche nach ihrem Befinden befragt. Eine Hälfte der Schüler wurde zu beiden Messzeitpunkten nach Suizidgedanken befragt, während die andere Hälfte nur zum zweiten Zeitpunkt zu Suizidgedanken befragt wurde. Wenn Fragen nach Suizidgedanken selbige tatsächlich bedingen oder verstärken können, dann sollten die Schüler die zweimal nach Suizidgedanken befragt wurden, zum zweiten Messzeitpunkt in stärkerem Maße suizidal sein als die Schüler, die nur einmal gefragt wurden. Dies war aber nicht der Fall! Weder fand sich eine Zunahme von Suizidgedanken vom ersten zum zweiten Messzeitpunkt, noch unterschieden sich die beiden Gruppen zum zweiten Messzeitpunkt voneinander. Smith und Kollegen (2010) konnten darüber hinaus zeigen, dass selbst depressive Personen, die einer experimentellen Untersuchung zum Thema Suizidalität unterzogen wurden, keinen Anstieg suizidalen Erlebens in den Monaten nach der Untersuchung erlebten.

Offene Fragen nach Suizidgedanken sind also unproblematisch. Wer sie stellt, zeigt dem Betroffenen, dass er mitbekommen hat, wie schlecht es diesem geht, dass er sich um ihn sorgt und dass er es aushalten kann, wenn dieser lebensmüde Gedanken hat. Ein offenes Gespräch über Todes- und Suizidwünsche hilft gegen Isolation und Einsamkeit und macht das Denken wieder etwas freier und offener. Es ist eine Voraussetzung dafür, dass neue Lebensentwürfe überhaupt wieder in Sichtweite kommen können. Der Eindruck, einen verlässlichen Gesprächspartner zur Verfügung zu haben, reduziert zudem die Wahrscheinlichkeit, dass Betroffene sich im Internet anonyme Gesprächspartner suchen.

Im Folgenden beschreiben wir, in welchen Situationen Sie nach Suizidgedanken fragen sollten, was Sie im Fall bestehender Suizidalität machen können und was Sie besser nicht machen sollten.

4.1 Wann und wie frage ich nach Suizidgedanken?

So wie jeder Mensch anders ist, sind auch suizidale Personen unterschiedlich; gleichwohl sind sie sich im Erleben- und Verhalten ähnlich oder befinden sich in annähernd ähnlich problematischen Lebenssituationen. Viele dieser Situationen und Erlebensweisen wurden in den vorangegangenen Kapiteln bereits beschrieben. Manche dieser Anzeichen sind absolut offensichtlich (und werden trotzdem manchmal übersehen bzw. nicht ernst genommen), andere sind weniger leicht zu identifizieren:

Die Person spricht von Suizidgedanken

Fragen Sie nach, wenn eine Ihnen nahestehende Person Suizidandeutungen („Wenn ich mal nicht mehr da bin“) macht oder lebensmüde Gedanken („Mein Leben ist ein Trauerspiel“) äußert. Reden Sie nicht um den heißen Brei herum, sondern fragen Sie direkt, aber auf nicht wertende und zugewandte Weise:

- Kann es sein, dass du denkst, es ist besser für dich, nicht mehr zu leben?
- Willst du im Grunde gar nicht mehr leben?
- Denkst du derzeit darüber nach, dir etwas anzutun?
- Musst du sehr oft daran denken?
- Wie würdest du es tun?
- Hast du es vorbereitet?
- Wem hast du davon erzählt, dass du nicht mehr leben willst?
- Würdest du einen Abschiedsbrief schreiben? … An wen?
- Hast du einen Abschiedsbrief geschrieben?
- Hast du es schon einmal versucht, dich umzubringen/dich zu töten?

Nehmen Sie sich Zeit für ein Gespräch, machen Sie keine vorschnellen Änderungsvorschläge, beschönigen Sie nichts und werten Sie die Ideen der Person auf keinen Fall ab! Durch letzteres verstärken Sie ihre Gefühle von Einsamkeit und ihren Eindruck, eine Last zu sein – und das ist sicher nicht das, was Sie wollen. Bleiben Sie auch dann im Gespräch über das Thema Suizid, wenn die Person über Jahre hinweg entsprechende Ideen äußert (und sie möglicherweise den Eindruck gewonnen haben, dass keine Taten mehr folgen werden). Tatsächlich sinkt das Risiko, wenn Suizidgedanken über lange Zeit nicht in Handlungen umgesetzt werden, eine Garantie ist dies aber nicht. Es kann auch sein, dass die betroffene Person viel Zeit und Vorbereitung benötigt, um für einen Suizid fähig zu werden. Der amerikanische Suizidforscher Thomas Joiner (2014) vergleicht diese Entwicklung mit dem langsamen Übergang einer normalen Körperzelle in eine Tumorzelle: Auf der einen Seite wäre es falsch zu sagen: „Ach, über diese Veränderung müssen wir uns keine Sorgen machen, wenn es noch keine Krebszelle ist, dann wird es auch keine werden" und auf der anderen Seite wäre es genauso falsch, unmittelbar einen invasiven operativen Eingriff vorzunehmen. Stattdessen geht es darum, wachsam zu bleiben und regelmäßige Kontrollen vorzunehmen – gleiches gilt auch für den Umgang mit lang anhaltender Suizidalität.

Die Person trifft Vorbereitungen

Wenn Sie mitbekommen, dass eine Ihnen nahestehende Person einen Abschiedsbrief geschrieben hat, sich im Internet in Suizidforen erkundigt, Besitztümer verschenkt, die Auszahlungsmodalitäten der Lebensversicherung erfragt oder andere Dinge tut, die den Eindruck erwecken, dass die Person ihre „Angelegenheiten ins Reine bringt", dann sprechen Sie diese Person unmittelbar an. Schildern Sie Ihren Eindruck und sagen Sie direkt heraus, dass Sie befürchten, dass die Person ihren Tod vorbereitet: „Das, was ich von dir in letzter Zeit mitbekomme, macht mich immer sicherer, dass du dir das Leben nehmen willst." Lassen Sie sich nicht abwimmeln und mit Ausflüchten abspeisen. Bleiben Sie hartnäckig und nehmen Sie sich Zeit, um über die Empfindungen und Belastungen der Person zu sprechen.

Die Person verhält sich auffällig

Plötzliche Veränderungen des Verhaltens – die sich in oder unmittelbar nach einer krisenhaften Belastung/Entwicklung zeigen – sind hier besonders bedeutsam: eine gesellige Person, die sich auf einmal stark zurückzieht und nur noch wenig Interesse an Verabredungen und Treffen zeigt; eine ruhige Person, die sich auf einmal sehr aufbrausend, feindselig oder aggressiv verhält; eine Person, die nicht mehr zur Ruhe kommt, ständig getrieben, extrem angespannt und in Gedankenkreisen gefangen ist; aber auch ein Mensch, der sich nach einer längeren Phase starker Emotionen plötzlich ruhig und entspannt zeigt. Diese Verhaltensmuster müssen nichts bedeuten, sie können es aber. Sie machen daher nichts verkehrt, wenn Sie Ihren Eindruck schildern und einmal nachfragen, ob die Person möglicherweise an einen Suizid denkt. Vielleicht findet die Person Ihre Nachfrage albern und weist die Idee entrüstet von sich, vielleicht bietet sich aber auch die Gelegenheit über Belastungen zu sprechen. So oder so zeigen Sie, dass die Person Ihnen wichtig ist und dass Sie mitbekommen, wie es ihr geht.

Die Person verletzt sich selbst oder verhält sich riskant

Selbstverletzungen jedweder Form sollten immer und unmittelbar von Ihnen angesprochen werden. Wie bereits dargestellt, müssen Selbstverletzungen nicht in suizidaler Absicht erfolgt sein; sie verweisen aber immer auf bedeutsame emotionale Schwierigkeiten. Sprechen Sie daher über die Gründe und Auslöser für diese Selbstverletzungen. Lassen Sie sich die Verletzungen auch zeigen, um abschätzen zu können, ob eine ärztliche Versorgung notwendig ist. Genauso sollten Sie Verhalten mit hohen Risiken, wie Drogen- und Alkoholmissbrauch, rücksichtsloses Autofahren, balancieren auf Geländern usw. ansprechen. Bemühen Sie sich immer darum, vor allem Ihr Interesse an einem offenen Gespräch zu zeigen. Vermeiden Sie eine vorwurfsvolle oder gar schimpfende Haltung!

Die Person schildert Hoffnungslosigkeit, Einsamkeitserleben und/oder den Eindruck eine Last zu sein

Äußerungen wie *„Das hat doch alles keinen Sinn mehr"*, *„Für mich interessiert sich ohnehin niemand"* oder *„Ich belaste euch doch ohnehin nur"* sollten Sie aufmerksam wahrnehmen und keinesfalls übergehen. Fragen Sie, was dies bedeutet und sprechen Sie offen über Ihre Befürchtungen *(„Ich habe Angst, dass du dir was antun könntest!")*. Machen Sie der Person deutlich, dass man sie braucht und liebt, auch dann, wenn Ihr Verhältnis gerade getrübt oder angespannt sein sollte. Sagen Sie, dass Sie sie sehr gerne um sich haben und dass Sie mit ihr gemeinsam nach Wegen und Möglichkeiten suchen wollen. Sagen Sie ihr auch, dass Sie überzeugt sind, dass sie irgendwann wieder Sinn und Hoffnung erleben wird. Argumentieren Sie nach dem bewährten Prinzip aus den Bremer Stadtmusikanten: *„Etwas Besseres als den Tod findest du überall!"* Dies sagte der (wohl lebenserfahrenere) Esel zum Hahn. Die entsprechenden Aussagen sollten natürlich ehrlich sein und die Zuneigungsäußerungen können nicht oft genug wiederholt werden. Sie sollten auch deutlich formuliert *(„Ich mache das wirklich sehr gerne für dich")* und einschränkungsfrei sein (also nicht „Eigentlich finde ich, dass du das ganz gut machst, aber …"). Hilfe, die angeboten wird, muss absolut verlässlich sein: Bieten Sie also nichts an, was Sie nicht einhalten können und bieten Sie nichts an, was Sie nicht wirklich freiwillig und gerne für die Person machen.

Neben diesen Bemerkungen und Beobachtungen, die Sie aufmerksam werden lassen sollten, sind auch verschiedene Situationen und Ereignisse von besonderer Relevanz. Wiederum gilt, dass keine dieser Situationen mit Suizidalität einhergehen muss. Man macht aber nichts verkehrt, wenn man sich einmal (oder auch mehrmals) nach entsprechenden Wünschen und Plänen erkundigt. Erhöhte Aufmerksamkeit ist immer dann geboten, wenn Personen in der Vergangenheit schon mal einen Suizidversuch begangenen haben und nun erneut besonderen Belastungen ausgesetzt sind – hier besteht die Gefahr eines schnelleren „Hineinkippens“ in suizidale Denk- und Verhaltensmuster.

Die Person leidet an einer psychischen Erkrankung

Wie im ersten Kapitel beschrieben erhöht sich das Risiko suizidaler Verhaltensweisen, wenn Menschen von psychischen Störungen betroffen sind. Besonders relevant sind hierbei depressive Episoden, Alkohol- und Drogenabhängigkeit, psychotische Störungen (wie eine Schizophrenie), die Borderline-Störung und die Magersucht. Wie bereits mehrfach gesagt, nehmen sich jedoch die wenigsten Menschen, die an einer dieser Störungen leiden, das Leben! Psychische Störungen bringen Menschen in der Regel dazu, Hoffnungslosigkeit zu empfinden, sich als eine Last für andere zu erleben und den Eindruck zu gewinnen, nirgendwo so recht dazuzugehören. Im Kontext psychischer Störungen ist es entsprechend wichtig, aufmerksam für Warnzeichen zu sein, Vermutungen frühzeitig anzusprechen und Gesprächsbereitschaft zu zeigen. Ferner ist auf einen guten Ausgleich zwischen Verständnis und Entlastung sowie Anforderungen und Beteiligung zu achten. In der Regel muss hier auch eine fachliche, das heißt medizinische oder psychotherapeutische Beratung aufgesucht werden.

Die Person ist von einer ernsthaften körperlichen Erkrankung betroffen

Insbesondere in den ersten Monaten nach der Diagnose einer ernsthaften körperlichen Erkrankung ist die Suizidgefahr erhöht. Hoffnungslosigkeit und Suizidalität entwickeln sich natürlich vor allem bei Erkrankungen, die mit starken körperlichen Einschränkungen und einer ungünstigen Prognose einhergehen. Aber je länger eine Person mit einer Erkrankung lebt, umso mehr senkt sich das Risiko. Es ist zudem nicht selten, dass Betroffene nur vage Vorstellungen über den Verlauf ihrer Erkrankung haben. So ist beispielsweise die Suizidrate nach einer Brustkrebsdiagnose viel höher, als es die vergleichsweise positive Heilungswahrscheinlichkeit erwarten lassen würde. Unterstützen Sie den Betroffenen dabei, ein realistisches Bild vom Krankheitsverlauf zu entwickeln (und versuchen Sie ihn von ungefilterten Internetrecherchen zum Thema abzuhalten). Zu bedenken ist schließlich, dass manche Erkrankungen sowie Verletzungen des Gehirns mit einer reduzierten Fähigkeit einhergehen, Impulse zu kontrollieren. Neben der anteilnehmenden Begleitung ist es dringend notwendig, den Zugriff auf verfügbare Suizidmethoden zu erschweren.

Die Person hat einen oder mehrere bedeutsame Verluste erlebt

Wie der Verlust der eigenen Gesundheit können auch andere Verlusterlebnisse im Vorfeld eines Suizidversuchs eine bedeutsame Rolle spielen. Kritisch sind vor allem solche Verluste, die plötzlich und ohne große Vorwarnung eintreten sowie Verlustserien, in denen mehrere Verlusterlebnisse unmittelbar nacheinander eintreten. Todesfälle (insbesondere auch Suizide), unfreiwillige Trennungen und – im Kindes- und Jugendalter – eine konfliktreiche Scheidung der Eltern stellen bedeutsame Belastungen dar, die einen am Sinn des Lebens und an der Bedeutung von Beziehungen zweifeln lassen können. Liebeskummer stellt bei Jugendlichen eine weitere – von Eltern und anderen Erwachsenen vielfach unterschätzte – Belastung dar. Manche Menschen fangen hier an, den eigenen Wert massiv in Frage zu stellen und werden derart mit negativen Gefühlen überflutet, dass der eigene Tod als Ausweg erscheinen mag.

Verluste müssen aber nicht zwingend zwischenmenschlicher Natur sein, auch der Verlust des Arbeitsplatzes, der finanziellen Unabhängigkeit und der persönlichen Freiheit (z. B. aufgrund einer zu verbüßenden Haftstrafe) kann in einem solchen Maße zu Niedergeschlagenheit, Hoffnungslosigkeit und dem Gefühl, eine Last für andere zu sein, beitragen, dass ein Suizid erwogen wird. Grundsätzlich ist es wichtig, sich darüber im Klaren zu sein, dass die eigenen Maßstäbe bei der Beurteilung, ob ein Ereignis für einen anderen Menschen eine Krise darstellt oder nicht, keine Rolle spielt. Eine Person befindet sich in einer Krise, wenn sie sagt, dass sie sich in einer Krise befindet – und nicht dann, wenn Sie denken, dass es sich um einen angemessenen bzw. keinen angemessenen Krisenanlass handelt.

Die Person wurde traumatisiert

Verluste können auch mit traumatischen Erfahrungen in Verbindung stehen. Dies sind Erlebnisse, die in der Regel von Todesangst geprägt waren, wie beispielsweise Vergewaltigungen, Überfälle, Unfälle, und Naturkatastrophen. Traumatische Erlebnisse stellen extreme Belastungen dar, durch die der bisherige Lebensvollzug, genauso wie die Vertrauenswürdigkeit anderer Menschen, wie auch der Welt als Ganzes massiv infrage gestellt wird. Das trifft auch auf länger anhaltende Zeiten zu, die von sexuellen Übergriffen und Misshandlung oder gewalttätigen Erziehungsmaßnahmen geprägt waren. Belastende Symptome, wie anhaltendes Wiedererleben der traumatischen Situation, Alpträume und Angstzustände sind häufig die Folge. Manche Menschen fühlen sich durch diese entwürdigenden Erlebnisse wie gebrandmarkt und entwertet. Es entsteht eine Entfremdung von Mitmenschen. Andere empfinden als Opfer sogar Schuld. Die damit verbundene Scham und die Wertlosigkeitsideen können allesamt in die Vorstellung münden, dass es besser sei, tot zu sein. Unabhängig davon, ob das Erleben eines traumatischen Ereignisses in die Entwicklung einer sogenannten posttraumatischen Belastungsstörung mündet oder nicht, sollten Suizidgedanken und -handlungen bei Opfern traumatischer Erlebnisse daher immer erfragt werden.

Die Person wurde einer extremen Demütigung ausgesetzt

Scham- und Schulderleben spielen in der Entwicklung von Suizidalität eine wichtige Rolle. In Studien und in Medienberichten finden sich zahlreiche Hinweise auf ein erhöhtes Suizidrisiko von Personen, die – in der Öffentlichkeit – eines Fehlers bezichtigt oder bloßgestellt wurden (Mobbing und Cybermobbing) oder aber eines tatsächlichen Fehlverhaltens überführt wurden. All diese Erfahrungen mögen in die Wahrnehmung einfließen, dass man sich nicht mehr länger als Teil einer Gruppe ansieht, die man selbst schätzt und der man sich zugehörig fühlen möchte. Im Extremfall fühlt man sich ausgeschlossen und verachtet. Daraus erwächst der Gedanke, dass man für andere nur noch eine Belastung darstellt und dass Schuld und Schande, die man über sich und andere gebracht hat, nur durch den eigenen Tod gesühnt werden können. Der weltanschauliche und kulturelle Hintergrund darf hier nicht vernachlässigt werden. So sind z. B. das gewahr werden homosexueller Neigungen, ungewollte Schwangerschaften, Verurteilung durch ein

Gericht oder das öffentlich werden einer Liebesaffäre für manche Menschen extreme persönliche Niederlagen. Fragen Sie also behutsam, aber gleichzeitig entschlossen nach, wenn Sie befürchten, dass Ihr Angehöriger auf ein bestimmtes Ereignis mit massiven Scham- und Schuldgefühlen reagiert. Beziehen sie dann sehr deutlich Stellung für den Betroffenen und schirmen sie diesen von belastenden Informationen ab.

Die Person wurde jüngst aus stationärer psychiatrischer Behandlung entlassen

In den ersten zwei bis vier Wochen nach der Entlassung aus einer stationären psychiatrischen Behandlung ist das Suizidrisiko erhöht – es handelt sich also um eine besonders sensible Zeitspanne, innerhalb derer die Betroffenen besondere Zuwendung und Unterstützung brauchen. Das erhöhte Suizidrisiko mag in dieser Zeit mit verschiedenen Erlebnissen zu tun haben: Oftmals fehlt es an einer ausreichenden Nachsorge, so dass die Patienten von einer 24-Stunden-Unterstützung schlimmstenfalls auf eine 0-Stunden-Unterstützung rutschen. Zudem haben die Betroffenen und deren Angehörige häufig die Erwartung, dass nunmehr alles wieder gut sei und sehen sich in der Realität damit konfrontiert, dass viele Probleme und Einschränkungen weiterhin sehr deutlich vorhanden sind. Entsprechend wichtig ist es also, unterstützend anwesend zu sein und einem unrealistischen Genesungsdruck entgegenzutreten. Niemand würde von einem Krebspatienten erwarten, dass er sich unmittelbar nach der stationären Entlassung gut und voll funktionsfähig fühlt – gleiches gilt für psychische Erkrankungen.

Merke:

Bei dem Verdacht, dass ein Angehöriger an einen Suizid denkt, sollten Sie

1. das Gespräch suchen (entweder selber oder eine Person darum bitten, die einen besseren Zugang zum Betroffenen hat: *„Ich glaube NN geht es sehr schlecht. Wenn ich ihn besser kennen würde, hätte ich ihn heute darauf angesprochen. Du kennst ihn doch besser, magst du ihn nicht mal fragen, was los ist?“*),
2. den eigenen Eindruck und die persönliche Sorge schildern (*„Ich habe den Eindruck, dass es dir in letzter Zeit überhaupt nicht gut geht und*

irgendwie bekomme ich gar nicht mehr so richtig mit, was dir durch den Kopf geht?"),

3. offen nach Suizidgedanken und ggf. Suizidhandlungen fragen *(„Vielleicht liege ich ja völlig falsch, aber kann es sein, dass du auch daran denkst, dir was anzutun? Was genau geht dir denn durch den Kopf? Hast du denn schon was überlegt oder schon irgendwas versucht?"),*
4. verständnisvoll reagieren, erzählen lassen und zuhören *(„Mir war gar nicht klar, dass es dir so schlecht geht! Was kann ich für dich tun? Kann ich dich irgendwie unterstützen?")*

4.2 Was mache ich, wenn die Person akut suizidal ist?

Sollte sich im Gespräch herausstellen, dass Ihr Angehöriger tatsächlich darüber nachdenkt, sich das Leben zu nehmen oder sogar schon Vorbereitungen getroffen bzw. einen Suizidversuch unternommen hat, gilt es eine Ausgewogenheit zu finden zwischen Bagatellisieren (= Herunterspielen und Verharmlosen) und Katastrophisieren (= Übertreiben und Dramatisieren). Viele Betroffene fürchten, dass sie unmittelbar in eine Psychiatrie gebracht werden, wenn sie offen von ihren Gedanken berichten. Dies *kann* natürlich notwendig sein, es *muss* aber nicht notwendig sein – lassen Sie sich daher für ein (ergebnis-)offenes Gespräch Zeit. Machen Sie sich klar, dass es gut ist, wenn die Person mit Ihnen über Selbsttötungsabsichten spricht. Es bedeutet, dass die Entscheidung noch nicht gefallen ist und die Person noch etwas vom Leben will – andernfalls würde sie nicht mit Ihnen reden. Es bedeutet zudem, dass sie Ihnen vertraut und bereit ist, sehr intime Gedanken mit Ihnen zu besprechen. Nutzen Sie dieses Vertrauen, indem Sie der Person die Möglichkeit geben über ihre Verzweiflung zu sprechen. Lassen Sie sich Zeit, stellen Sie sicher, dass Sie ungestört miteinander reden können, hören Sie zu, versuchen Sie, die Situation aus der Perspektive der betroffenen Person zu begreifen und fragen Sie nach, wenn Sie Dinge und Schlussfolgerungen der suizidalen Person nicht verstehen; verzichten Sie aber möglichst darauf, die Sichtweise der suizidalen Person zu bewerten („Aber deshalb bringt man sich doch nicht um!") oder gar abzuwerten („Das sind doch völlig bescheuerte Ideen!", „Anderen geht es doch viel schlechter als dir"). Versuchen Sie auch nicht, Ihr Gegenüber zu überreden, beispielsweise mit einer Aufzählung der

Vorzüge des Lebens und der persönlichen Chancen der betroffenen Person. In der Regel erzeugt letzteres nicht den Eindruck, in seinem Leid ernstgenommen zu werden und trägt daher nicht zu einer Entschärfung der Situation bei. Im Gegenteil, es führt nicht selten sogar zu einer zunehmenden Abkapselung der suizidalen Person. Als Angehöriger oder auch als Freund kann man dabei aber auch an seine Grenzen kommen und dann dazu neigen, impulsiv zu reagieren. Drohungen wie „Das darfst du nicht tun: Dann kommst du nicht mehr in den Himmel“ oder Provokationen „Dann mach's doch endlich!“ können sich sehr zerstörerisch auf diese Beziehung auswirken. Halten Sie deshalb inne, bevor Sie diese Gedanken wirklich aussprechen. Stoppen Sie das Gespräch und machen Sie sich klar, dass dies Gedanken sind, die ihren Ursprung meist in der eigenen Hilflosigkeit haben, die Sie nun gerade verspüren. Häufig entspannt sich ein festgefahrenes Gespräch durch eine entsprechende Pause und vielleicht ist dieses Gefühl der Ohnmacht ja auch ein wichtiges Zeichen dafür, dass Sie die Situation nicht mehr alleine lösen können. In der Regel stellen akut Suizidale für Angehörige wirklich eine Überforderung dar. Suchen Sie in diesem Fall sofort Hilfe von außen.

Manchmal hilft es auch, das eigene Tun vom (dramatischen) Ende her zu betrachten: Stellen Sie sich vor, ihr Angehöriger oder Freund nimmt sich tatsächlich das Leben, welche Dinge möchten Sie zu ihm gesagt haben und welche möchten Sie auf gar keinen Fall als letztes zu ihm gesagt haben. Entschuldigen Sie sich, wenn Sie Ihre Gedanken von Dingen aus der letzten Kategorie gesagt haben sollten und machen Sie deutlich, dass dies von Ihnen nur aus Sorge und Verzweiflung gesagt wurde.

Das Gespräch nicht abreißen lassen

Natürlich lassen sich durch ein Gespräch die (Lebens-)Probleme der suizidalen Person nicht lösen. Reden lohnt sich aber trotzdem! Bestenfalls gewinnt die betroffene Person im Gespräch den Eindruck, dass sie nicht alleine ist, dass es Leute gibt, die zu ihr stehen, Menschen, für die sie wichtig ist und die auch zukünftig gerne mit ihr als lebender Person zu tun hätten, Menschen, die tief betroffen durch ihren Tod wären und Leute, die ihr helfen werden mit ihren Schwierigkeiten zurechtzukommen bzw. ihr ganz praktisch bei der Lösung von Problemen behilflich sind. Das Sprechen über Suizidgedanken und -pläne ist auch deshalb wichtig, da negativ-verzerrte Wahrnehmungen und Denkweisen oftmals erst im Gespräch als solche entlarvt werden: Ausgesprochenes klingt oft abwegiger als Gedachtes. Schlussendlich verhindern Sie mit Ihrer Gesprächsbereitschaft, dass die Person sich anonyme Gesprächspartner im Internet sucht; Gesprächspartner, deren Motive und Einstellungen Ihnen gänzlich unbekannt sind.

Den Moment wichtig nehmen

Fragen Sie im Gespräch offen danach, was die betroffene Person gerade braucht und was ihr helfen könnte. Gehen Sie nicht davon aus, dass Sie das einfach so wissen. Für manche ist es gut, wenn sie viel körperliche Nähe bekommen, anderen ist das in diesen Situationen extrem unangenehm und sie leiden darunter, dass sie ständig in den Arm genommen und berührt werden. Für manche ist es gut, wenn sie betüddelt und umsorgt werden, andere gewinnen dadurch den Eindruck nicht ernstgenommen zu werden und sie fühlen sich eingeengt. Für manche ist es gut, wenn sie einen „Tritt in den Hintern bekommen“ und andere benötigen vor allem Trost und Verständnis. Für manche ist es gut, wenn sie mit zu Freunden und Aktivitäten „geschleppt“ werden und für andere ist es besser, abgeschirmt und in Ruhe gelassen zu werden. Fragen Sie also nach und dies immer wieder – Bedürfnisse können sich in einer Krise schnell wandeln. Sprechen Sie auch darüber, was für die Person hilfreiche nächste Schritte wären: Welche Dinge müssen erledigt werden? Welche Aufgaben können von anderen übernommen werden? Wie kann die Sicherheit der Person gewährleistet werden? Was wünscht sich die Person von Ihnen? Bieten Sie klare Hilfen an und machen Sie keine Versprechungen, die sie nicht einhalten können. Suizidale Personen sind oftmals nicht nur vom Leben, sondern auch von anderen Menschen enttäuscht – entsprechend wichtig ist es, dass sich diese Erfahrung in der Krise nicht wiederholt.

Selbst aktiv werden

Wenn die Person, weil sie sich gefühlsmäßig in einem Ausnahmezustand befindet, nicht mehr in der Lage ist, eigene Ideen einzubringen und Entscheidungen zu treffen, dann übernehmen Sie die Führung. Machen Sie konkrete Vorschläge bzw. bestimmen Sie die nächsten Schritte! Holen Sie sich ggf. die Erlaubnis hierfür ab *(„Ist das okay, wenn ich das jetzt mal übernehme?“)*. Sollte die Person der Überzeugung sein, dass sie ohnehin eine Last für andere ist, dann wird sie sich gegen viele Ihrer Hilfsangebote sperren. Machen Sie dann sehr deutlich, dass Sie dies sehr gerne für die Person tun (und denken würden, dass die Person Ihnen in einer Notlage ja auch helfen würde), versuchen Sie, langwierige Diskussionen an dieser Stelle schnell zu beenden oder gar nicht aufkommen zu lassen (*„Ich werde das jetzt für dich tun. Du kannst ja dann später noch entscheiden, ob es das Richtige war.“*).

In dieser Zeit ist es wichtig, dass bei der betroffenen Person keine weiteren Überforderungsgefühle entstehen: Wenn möglich, dann geben Sie aktive Unterstützung beim Erledigen von Alltagsaufgaben und bei der Lösung von Problemen. Achten Sie darauf, dass die Person nicht über sehr lange Zeiträume alleine ist und melden Sie sich zwischenzeitlich per Telefon, E-Mail oder SMS. Suizidale Personen „vergessen“ schnell, dass sie für andere Personen wichtig sind und müssen daran immer wieder erinnert werden. Behalten Sie wenn möglich im Blick, dass die Person ausreichend trinkt, isst und schläft (andernfalls steigt die Anfälligkeit für starke emotionale Schwankungen). In Bezug auf den Schlaf sollten, wenn nötig und übergangsweise, auch medikamentöse Hilfen erwogen werden. In allen Fällen, in denen eine deutliche Belastung der Person im Gespräch erkennbar wird, sollte auf Möglichkeiten der Behandlung hingewiesen oder aber mit der Person gemeinsam nach solchen gesucht werden. Achten Sie darauf, dass professionelle Behandlungsangebote *nie* als Strafreiz angedroht werden („Dann musst du eben in die Klinik“), sondern immer als potenziell hilfreiche Wege, die man ausprobieren kann.

Suizidmythos 8: „Durch zu viel Zuwendung und Unterstützung macht man die suizidale Person von sich abhängig.“

Ja, das kann passieren. Es ist aber nicht schlimm, sondern vielfach unvermeidlich und in der Regel ja auch kein anhaltender Zustand. Wie in Kapitel 2 beschrieben, nimmt die Problemlösekompetenz und das Denkvermögen im Rahmen suizidaler Krisen stark ab; entsprechend sind die Betroffenen ggf. genauso abhängig vom Beistand durch andere wie jemand mit zwei Gipsarmen von der Unterstützung anderer abhängig ist. Und wahrscheinlich käme niemand auf die Idee, der Person mit den gebrochenen Armen Hilfe und Unterstützung vorzuenthalten, weil man sie dadurch von sich abhängig machen könnte! Nach Überwindung der Krise wird die Person wieder selbst in der Lage sein, ihre Angelegenheiten zu regeln.

Suizidmittel beseitigen, unzugänglich oder unschädlich machen

Achten Sie grundsätzlich darauf, dass mögliche Suizidmittel nicht ohne weiteres zugänglich oder verfügbar sind. Das heißt, es ist unabdingbar, dass vorhandene Schusswaffen beseitigt werden, dass die Hausapotheke verriegelt oder gezielt ausgeräumt wird und dass andere – von der Person überlegte oder ausgewählte – Methoden nicht in einer „Kurzschluss“-Situation verwendet werden können. Innerhalb einer suizidalen Krise kommt es zumeist nicht zu einem schnellen Methodenwechsel. Betroffene entscheiden sich für ein oder zwei Methoden, die ihnen sicher und umsetzbar vorkommen, so dass sich auch durch die Sicherung oder das Unschädlichmachen der ausgewählten Methoden Menschenleben retten lassen. In der Forschung zeigt sich immer wieder, dass die Sicherung totbringender Mittel zu den wirksamsten Strategien der Suizidverhütung gehört. Vor dem Hintergrund dieses Wissens ist es umso erstaunlicher, dass sich in einer amerikanischen Studie zeigte, dass gerade mal 27 % der Eltern von depressiven und suizidalen Kindern, denen von ihrem Behandler eindrücklich und wiederholt empfohlen wurde, Schusswaffen aus dem Haus zu beseitigen, diesem Rat nachkamen (Brent und Kollegen, 2000). Machen Sie es besser und setzen Sie sich dafür ein, dass die Person die Mittel abgibt oder beseitigt. Gehen Sie aber gleichzeitig nicht so hart vor, dass die suizidale Person trotzig und mit Rückzug reagiert. Begegnen sie Autonomiewünschen mit Respekt und versuchen Sie, die Beseitigung der Mittel zu einer gemeinsamen Aktion zu machen. Manchmal hilft ein Kompromiss, bei dem die Sachen nicht gleich weggeworfen, sondern zunächst nur unzugänglicher verwahrt werden.

Für sich selbst sorgen

Die Begleitung suizidaler Menschen ist anstrengend und sehr beängstigend – und dies nicht selten über längere Zeiträume hinweg. Passen Sie daher sehr gut auf sich auf und organisieren Sie sich selber Hilfe. Sprechen Sie auf jeden Fall mit Freunden über die Situation und scheuen Sie sich keinesfalls, selbst fachliche Hilfe zu Rate zu ziehen und in Anspruch zu nehmen. Machen Sie sich klar, dass niemand die vollständige Verantwortung für eine andere Person übernehmen kann. Niemand kann für 24 Stunden am Tag und das über Wochen auf jemand anderen aufpassen. Sie können Ihren Angehörigen nur dabei unterstützen, von allein wieder auf die Beine zu kommen, Sie werden ihn nicht bis ans Lebensende tragen können.

Wenn Ihre Angst sich nicht beruhigen lässt

Hören Sie im Zweifelsfall auf Ihr sogenanntes „Bauchgefühl“, wenn Ihnen die Gefahr eines Suizids als groß oder nicht mehr einschätzbar erscheint. Seien Sie entschlossen und lassen Sie sich nicht abbringen, auch die nächsten notwendigen Schritte zu gehen. Seien Sie bereit dazu, (1) Ihren Angehörigen in ein Auto zu „verfrachten“ und zur nächsten psychiatrischen Klinik zu fahren, oder (2) den sozialpsychiatrischen Dienst Ihrer Stadt hinzuzuziehen bzw. (3) den Notarzt (112) oder die Polizei (110) zu alarmieren. Auch wenn die betroffene Person Sie dafür zunächst eventuell hassen wird, stehen die Chancen sehr gut, dass sie Ihnen zu einem späteren Zeitpunkt für Ihren beherzten Einsatz und Ihr Engagement sehr dankbar ist.

Rufen Sie immer sofort einen Notarzt, wenn Ihr Angehöriger Ihnen mitteilt, dass er soeben einen Suizidversuch unternommen hat. Versuchen Sie herauszubekommen, was genau der Betroffene gemacht bzw. wie viel er wann von welchem Mittel eingenommen hat. Falls sich der Betroffene telefonisch bei Ihnen meldet, dann versuchen Sie frühzeitig im Gespräch herauszubekommen, wo er sich gerade befindet und wenn möglich, dann halten Sie die Person am Apparat, während Sie über eine andere Leitung den Notarzt verständigen. Sollte ein Angehöriger Ihnen fernmündlich mitteilen, dass er unmittelbar vor einem Suizidversuch steht, dann verständigen Sie umgehend die Polizei und veranlassen Sie eine Fahndung.

Was soll ich tun, wenn meine Hilfe abgelehnt wird?

Überlegen Sie zunächst, ob es eine andere Person gibt, die zum gegenwärtigen Zeitpunkt einen besseren Zugang zum Betroffenen bekommen könnte. Gibt es einen Freund, eine Tante, einen Arbeitskollegen, den Sie bitten könnten, mit dem Betroffenen zu sprechen? Wählen Sie solche Leute aus, denen Ihr Angehöriger wirklich vertraut und mit denen er über intime und sehr persönliche Angelegenheiten sprechen kann oder vielleicht auch schon einmal gesprochen hat. Nehmen Sie Kontakt zum sozialpsychiatrischen Dienst auf, wenn Sie sich große Sorgen um den Betroffenen machen und niemanden kennen, der außer Ihnen Zugang bekommen könnte.

Lassen Sie sich überdies nicht verunsichern: Auch wenn die Person ablehnend reagiert, muss Ihre Sorge und Zuwendung nicht gänzlich unwillkommen sein. Versuchen Sie daher auf unaufdringliche, respektvolle aber beharrliche Weise der Person zu zeigen, dass sie Ihnen wichtig ist. Stellen Sie die wichtige Frage: *„Was würdest du über mich denken, wenn ich dich in diesem Chaos alleine lassen würde?"* Aber erwarten Sie keine Antwort. Bleiben Sie in Kontakt (und versuchen Sie, die Einseitigkeit dieser Kontakte zu ertragen). Hierbei kann es hilfreich sein, wenn Sie sich selber professionelle Unterstützung suchen. Neben der Entlastung, die Sie selbst erfahren, stellen Sie sich dadurch auch als Mensch dar, der einen konstruktiven Umgang mit Belastungen und Lebensproblemen pflegt. Damit sind Sie möglicherweise auch hilfreiches Vorbild für den Betroffenen.

4.3 Wie kann ich mich verhalten, wenn ich den Eindruck habe, durch Suiziddrohungen manipuliert zu werden?

Manchmal kann der Eindruck entstehen, dass man durch Suizidandrohungen zu bestimmten Handlungen oder Unterlassungen gedrängt werden soll; dass also weniger ein echter Todeswunsch den Suizidankündigungen zugrunde liegt, als vielmehr die Absicht, durch solche Äußerungen Kontrolle (über Angehörige, die Lebensführung, wichtige Entscheidungen) auszuüben. Die Frage nach der „Echtheit" von Suizidankündigungen drängt sich vor allem dann auf, wenn es immer wieder nach Auseinandersetzungen zwischen Ihnen und Ihrem Angehörigen zu solchen Drohungen kommt. In der Regel nimmt in diesen Situationen das Mitgefühl ab, und Vorbehalte sowie Wut und Ärger nehmen zu. Gefühle, die letztlich eher zu einer Verschärfung als zu einer Entschärfung der Auseinandersetzung beitragen.

Eigene Grenzen erkennen

Ihre Gefühle sind völlig verständlich und nachvollziehbar. Aber wir müssen Sie davor warnen, sich mit einer suizidalen Person in eine Diskussion über die Echtheit und Ernsthaftigkeit ihrer Suizidwünsche zu verstricken. In der Regel kommt hierbei nichts Brauchbares heraus: Vielleicht hilft es Ihnen, kurz „Dampf abzulassen". Dieser Effekt wird allerdings dadurch erkauft, dass bei der suizidalen Person das Einsamkeitserleben, das Gefühl, eine Last und nicht normal zu sein, zunimmt und damit das Risiko steigt, dass es doch irgendwann einmal zu suizidalen Handlungen kommt. Eine solche Diskussion kann sogar unmittelbar dazu beitragen, dass suizidales Verhalten ausgelöst wird. Es könnte nämlich sein, dass die Person Ihnen dadurch beweisen möchte, dass Sie mit Ihrer Einschätzung falsch liegen. Es besteht also die Gefahr, dass es zu einem unguten Machtkampf kommt.

Dennoch besteht eine Chance, diese Gefühle von Wut und Ärger aufzulösen. Machen Sie sich klar, dass ein Mensch, der andere erpressen muss, um eigene Ziele zu erreichen, sich extrem hilflos fühlen muss. In dieser Ohnmacht und in dieser Verzweiflung, die man ihm vielleicht gar nicht ansieht, erscheint ihm nur noch sein Leben als mögliches letztes Faustpfand. Damit dieser Mensch sich aus diesem Irrtum befreien kann, ist aber meist eine längere therapeutische Begleitung notwendig. Das können Sie keinesfalls leisten. Verzichten Sie daher auf eine solche Diskussion. Machen Sie stattdessen deutlich, dass Sie wollen, dass der suizidale Mensch am Leben bleibt und möglichst auch am Leben wieder Lust und Freude findet. Versichern Sie der Person, dass Ihnen daran gelegen ist, sie hierbei zu unterstützen.

Sich selbst nicht vergessen

Diese Unterstützung kann aber natürlich nicht derart sein, dass Ihr eigenes Leben hierdurch massiv eingeschränkt wird: Sie können nicht deshalb an einer unbefriedigenden Partnerschaft festhalten, weil ihr Partner droht, sich ansonsten umzubringen. Und Sie können auch nicht ihren Job und/oder Freundeskreis aufgeben, weil Ihr Partner droht, sich sonst das Leben zu nehmen. Menschen die solche Dinge von Ihnen verlangen, fühlen sich ohnmächtig und hilflos. Sie benötigen professionelle Unterstützung und keine weiteren Zugestandnisse von Ihrer Seite. Wenn Sie sich auf solche Forderungen einlassen, dann verlangen Sie, dass auch eine Partnerberatung oder psychotherapeutische Experten hinzugezogen werden. Ansonsten besteht eine erhebliche Gefahr, dass sich entsprechende Machtkämpfe immer wieder wiederholen – und dass sich Ihr Lebensspielraum immer stärker einengt. Zudem lässt sich eine Freundschafts- und Liebesbeziehung nicht durch eine Suiziddrohung aufrechterhalten – positive Gefühle kommen hierdurch ja nicht wieder. Eher das Gegenteil wird passieren.

Versuchen Sie daher in der akuten Auseinandersetzung zu einer vorläufigen Beruhigung zu kommen und verschieben Sie die Klärung eines strittigen

Themas auf einen späteren Zeitpunkt. Machen Sie in diesem Gespräch deutlich, dass Sie das Verhalten der Person stark ängstigt und dass es Ihnen schwerfällt damit umzugehen. Bitten Sie darum, gemeinsam einen Psychotherapeuten oder eine Beratungsstelle aufzusuchen. Falls sich die Person hierauf nicht einlassen möchte, dann suchen Sie notfalls für sich alleine professionelle Unterstützung.

Merke:

Bei akuter Suizidalität eines Angehörigen sollten Sie

1. das Gespräch nicht abreißen lassen. Sie müssen nicht genau die richtigen Worte finden. Hören Sie einfach zu, auch wenn Sie anderer Meinung sind *(„Es interessiert mich, was in dir vorgeht." „Wie ist das, wenn man nur noch an den Tod denken kann?")*
2. den Moment wichtig nehmen. Fragen Sie im Gespräch offen danach, was die betroffene Person gerade braucht und was ihr helfen könnte *(„Sollen wir lieber woanders hingehen, um weiter zu reden?", „Wann hast du zuletzt gegessen?")*
3. selbst aktiv werden. Wenn die Person nicht mehr in der Lage ist eigene Ideen einzubringen und Entscheidungen zu treffen, dann übernehmen Sie die Führung. *(„Ich werde das jetzt für dich tun. Du kannst ja dann später noch entscheiden, ob es das Richtige war").*
4. Suizidmittel beseitigen lassen, unzugänglich oder unschädlich machen lassen. Achten Sie grundsätzlich darauf, dass mögliche Suizidmittel nicht ohne weiteres zugänglich oder verfügbar sind.
5. für sich selbst sorgen. Die Begleitung suizidaler Menschen ist anstrengend und sehr beängstigend. Passen Sie daher sehr gut auf sich auf, organisieren Sie sich selber Hilfe und scheuen Sie sich keinesfalls, Freunde und fachliche Hilfe zu Rate zu ziehen. Lassen Sie sich keinesfalls zu einem „Stillschweigen" verpflichten *(„Es ist gut, dass ich alles weiß, aber es ist mir zu schwer, das alleine mit mir auszumachen. Ich empfinde da viel Verantwortung, die da auf meinen Schultern lastet.").*
6. im Zweifelsfall auf Ihr sogenanntes „Bauchgefühl" hören, wenn Ihre Angst sich nicht beruhigen lässt. Seien Sie entschlossen und lassen Sie sich nicht davon abbringen, auch die nächsten notwendigen Schritte zu gehen. Seien Sie bereit dazu,

- Ihren Angehörigen in ein Auto zu „verfrachten“ und zur nächsten psychiatrischen Klinik zu fahren, oder
- den sozialpsychiatrischen Dienst ihrer Stadt hinzuzuziehen bzw.
- den Notarzt (112) oder die Polizei (110) zu alarmieren.

5 Hilfen für Betroffene und Angehörige

Wenn Sie sich im Moment gerade zu gar keiner Art der Selbsthilfe in der Lage fühlen, haben Sie natürlich auch die Möglichkeit und auch das Recht, die Verantwortung für Ihr eigenes Leben vorübergehend in die Hände anderer Menschen zu legen. Das sind Fachleute, die genau dafür ausgebildet sind, Menschen in solchen Situationen die notwendige Hilfe zu besorgen oder das aktuell Notwendige selbst anzubieten. Auch Angehörige finden hier Hilfe, wenn sie mit solchen Krisensituationen konfrontiert sind.

1. Als erstes nennen wir Ihnen die in Deutschland einheitliche *Notrufnummer: 112.* Rufen Sie hier an, wenn Sie im Augenblick keine Garantie mehr für Ihr Leben übernehmen können oder wenn Sie sich vielleicht sogar schon in der großen Gefahr befinden zu sterben.

2. Die Nummer vom *ärztlichen Bereitschaftsdienst: 116 117.* Der ärztliche Bereitschaftsdienst ist grundsätzlich außerhalb der regulären Sprechzeiten der niedergelassenen Ärzte im Einsatz, vor allem in den Abend- und Nachstunden, am Wochenende und an Feiertagen. Patienten, die außerhalb dieser Zeiten anrufen, werden per Bandansage auf die Bereitschaftsdienstzeiten hingewiesen und gebeten, tagsüber in dringenden Fällen einen niedergelassenen Arzt zu kontaktieren. In Berlin, Bayern und Frankfurt am Main steht der ärztliche Bereitschaftsdienst rund um die Uhr zu Verfügung.

3. Sollten Sie sich selbst in der Lage fühlen, die *Notaufnahme eines psychiatrischen Krankenhauses* aufzusuchen, dann können Sie sich auch selbst dahin begeben. Schildern Sie dort Ihre Lage und man wird mit Ihnen überlegen, welches die nächsten Schritte sein könnten, um Ihre Situation zu stabilisieren. Die Adresse der Notaufnahme können Sie telefonisch erfragen oder sich den Weg am Haupteingang der Klinik zeigen lassen.

4. Grundsätzlich bieten die *Sozialpsychiatrischen Dienste (SPDI)* sämtlicher Städte und Kommunen in Deutschland Beratung und (Krisen-)Hilfe bei psychischen Erkrankungen an. Leider gibt es keine einheitliche Kontaktmöglichkeit der sozialpsychiatrischen Dienste. Leicht lässt sich der zuständige Dienst aber über das Internet ermitteln. Alternativ können Sie auch beim zuständigen Gesundheitsamt unmittelbar nachfragen.

5. Wenn es Ihnen darum geht, unmittelbar und anonym mit jemandem zu sprechen, dann können Sie sich bundesweit an die *Telefonseelsorge* wenden *(www.telefonseelsorge.de; 0800/1110111 und 0800/1110222).* Hier können Sie rund um die Uhr mit Menschen reden, die im Umgang mit Krisen geschult und geübt sind.

6. Speziell an Kinder und Jugendliche richtet sich das telefonische Beratungsangebot *„Nummer gegen Kummer" (www.nummergegenkummer.de; 116111 und 0800–1110333).* Das Kinder- und Jugendtelefon ist von montags bis samstags in der Zeit von 14 bis 20 Uhr zu erreichen. Neben der telefonischen Beratung gibt es die Möglichkeit einer E-Mail-Beratung. Zudem besteht auch für Eltern die Möglichkeit einer anonymen Beratung *(Elterntelefon: 0800–1110550).*
   [U 25] ist ein weiteres Onlineangebot welches sich speziell der Suizidprävention bei Jugendlichen verpflichtet fühlt *(www.u25-deutschland.de).* Das Besondere an diesem Angebot besteht drin, dass die Beratung durch Gleichaltrige erfolgt.
   Eine Online-Beratung können Kinder, Jugendliche und junge Erwachsene auch auf der Seite des Berliner Krisendienstes *Neuhland (www.neuhland.net)* in Anspruch nehmen. Sämtliche der genannten Dienste und Telefonnummern sind kostenfrei!
   Ein Internetforum für die Hilfe und Unterstützung bei Problemen und Lebensfragen aller Art findet sich unter der Adresse *www.hoffnungsschimmer-forum.de (oder https://www.suizid-forum.com).* Es ist moderiert und hat 15.000 Mitglieder, die sich zu unterschiedlichsten Themen austauschen. Die Diskussion von geeigneten Suizidmethoden ist in diesem Forum nicht erlaubt.

7. Eine umfassende Liste überregionaler und regionaler Beratungsstellen und Hilfen bei Suizidgefahr findet sich (nach Bundesländern geordnet und inkl. der jeweiligen Kontaktdaten) auf der Internetseite der *Deutschen Gesellschaft für Suizidprävention (www.suizidprophylaxe.de).* Eine vergleichbare Liste findet sich neben zahlreichen weiteren Informationen und weiterführenden Literaturtipps auf der Internetseite von Wolfram Dorrmann: *www.krisen-intervention.de.*

8. Gut aufbereitete Informationen zum Thema Suizid finden insbesondere Jugendliche schließlich auf der Suizidpräventionsplattform *Freunde fürs Leben (www.frnd.de).* Zudem sind u. a. auf der Internetseite des *Arbeits-*

kreis Leben (AKL; www.ak-leben.de) Informationen und Downloadmaterialien zum Thema Suizidalität zusammengestellt.

9. Speziell an Hinterbliebene von Suiziden richten sich die Hilfen von AGUS e. V. (Angehörige um Suizid; *www.agus-selbsthilfe.de; 0921–1500380*). Neben telefonischer Beratung, Infobroschüren und Downloadmaterialien bietet AGUS deutschlandweit Selbsthilfegruppen sowie ein Internetforum für Suizidhinterbliebene an.

10. Informationen dazu, wie Sie einen Psychotherapeuten finden und was Sie von ihm erwarten können, gibt es auf der Homepage der *Bundespsychotherapeutenkammer (www.bptk.de)*.

Anhang

Literatur

Bohus, M. & Reicherzer, M. (2012). *Ratgeber Borderline-Störung*. Göttingen: Hogrefe.

Brent, D.A., Baugher, M., Birmaher, B., Kolko, D.J. & Bridge, J. (2000). Compliance with recommendations to remove firearms in families participating in a clinical trial for adolescent depression. *Journal of the American Academy of Child and Adolescence Psychiatry, 39,* 1220–1226.

Camus, A. (1950, 2000). *Der Mythos des Sisyphus*. Reinbeck: rororo.

Cobain, K. (2003). *Journals*. New York: Riverhead Books.

Eink, M. & Haltenhof, H. (2009). *Umgang mit suizidgefährdeten Menschen* (3. Auflage). Köln: Psychiatrie-Verlag.

Ellis, T.E. & Newman, C.F. (1996). *Choosing to live*. Oakland: New Harbinger Publications.

Gould, M.S., Marrocco, F.A., Kleinman, M., Thomas, J.G., Mostkoff, K., Cote, J. & Davies, M. (2005). Evaluating iatrogenic risk of youth suicide screening programs. *JAMA, 293,* 1635–1643. http://doi.org/10.1001/jama.293.13.1635

Hornby, N. (2005). *A long way down*. Köln: KiWi.

Joiner, T.E. (2014). *The perversion of virtue*. Oxford: Oxford University Press.

Joiner, T.E., Walker, R.L., Rudd, M.D. & Jobes, D.A. (1999). Scientizing and routinizing the assessment of suicidality in outpatient practice. *Professional Psychology: Research and Practice, 30,* 447–453. http://doi.org/10.1037/0735-7028.30.5.447

Kashani, J.H., Goddard, P. & Reid, J.C. (1989). Correlates of suicidal ideation in a community sample of children and adolescents. *Journal of the American Academy of Child and Adolescent Psychiatry, 28,* 912–917. http://doi.org/10.1097/00004583-198911000-00016

Kast, V. (1992). Suizid – Eine letzte schöpferische Tat? Festvortrag zur XVI. Tagung der International Association for Suicideprevention (IASP). *Suizidprophylaxe, 19,* 161–171.

Linehan, M., Goodstein, J., Nielson, S. & Chiles, J. (1983). Reasons for staying alive when you are thinking of killing yourself: the Reasons for Living Inventory. *Journal of Counseling and Clinical Psychology, 51,* 276–286.

Motto, J. & Bostrom, A. (2001). A randomized controlled trial of postcrisis suicide prevention. *Psychiatric Services, 52,* 828–833.+ http://doi.org/10.1176/appi.ps.52.6.828

Omer, H. & Elitzur, A. (2003). Wie spricht man mit dem „Menschen auf dem Dach?". *Psychotherapie im Dialog, 4,* 354–359. http://doi.org/10.1055/s-2003-45300

Quinnett, P. (1990). *Warum mit dem Leben Schluß machen? Rat und Hilfe für Gefährdete und für die, die sie verstehen und lieben.* Freiburg: Herder.

Riis, J., Loewenstein, G., Baron, J., Jepson, C., Fagerlin, A. & Ubel, P.A. (2005). Ignorance of Hedonic Adaptation to Hemodialysis: A Study Using Ecological Momentary Assessment. *Journal of Experimental Psychology: General, 134,* 3–9. http://doi.org/10.1037/0096-3445.134.1.3

Seiden, R. (1978). Where are they now? A follow-up study of suicide attempters from the Golden Gate Bridge. *Suicide and Life-Threatening Behavior, 8,* 1–13.

Simon, T., Swann, A., Powell, K., Potter, L., Kresnow, M. & O'Carroll, P. (2001). Characteristics of impulsive suicide attempts and attempters. *Suicide and Life-Threatening Behavior, 32,* 49–59. http://doi.org/10.1521/suli.32.1.5.49.24212

Smith, P., Poindexter, E. & Cukrowicz, K. (2010). The effects of participating in suicide research: does participating in a research protocol on suicide an psychiatry symptoms increase suicide ideation and attempts? *Suicide and Life-Threatening Behavior, 40,* 535–543.

Statistisches Bundesamt (2014). *Todesursachenstatistik.* Zugriff am 18. 12. 2014 unter http://www.destatis.de

Tarrier, N., Gooding, P., Pratt, D., Kelly, J., Awenat, Y. & Maxwell, J. (2013). *Cognitive-behavioural prevention of suicide in psychosis.* London: Routledge.

Willutzki, U. (2013). Bochumer Ressourcenfragebogen (RESO-B). In U. Willutzki & T. Teismann, *Ressourcenorientierung in der Psychotherapie.* Göttingen: Hogrefe.

Glossar: Störungsbilder

Im Folgenden finden Sie eine kurze Beschreibung der psychischen Erkrankungen die mit einem besonders hohen Risiko für suizidales Erleben und Verhalten einhergehen.

Depressive und bipolar-affektive Störungen: Depressive Erkrankungen sind durch Niedergeschlagenheit, Traurigkeit und den Verlust von Freude an fast allen Aktivitäten gekennzeichnet. Hinzu kommen weitere charakteristische Symptome, wie Gewichtsverlust oder -zunahme, Schlafstörungen, Konzentrationsprobleme, körperlich-geistige Verlangsamung bzw. Unruhe, Schuldgefühle, Gefühle der eigenen Wertlosigkeit sowie Suizidalität. Die Beschwerden können von Person zu Person sehr unterschiedlich ausgeprägt sein. Charakteristisch für depressive Störungen ist jedoch, dass sowohl seelische als auch körperliche Symptome vorliegen. Nun sind kurzfristige Stimmungsveränderungen jedem bekannt, beeinträchtigen sie jedoch über Wochen oder Monate deutlich das tägliche Leben, bedürfen sie der Behandlung. Behandlungsbedürftige Depressionen liegen bei etwa 3 bis 8 % der Bevölkerung vor, damit gehören depressive Störungen zu den häufigsten psychischen Erkrankungen überhaupt. Depressive Störungen beschreiben wiederkehrende oder anhaltende negative Stimmungsveränderungen, bei sogenannten bipolaren Störungen kommen belastende, übermäßig euphorische oder antriebsgesteigerte (sogenannte manische) Phasen hinzu. Im Rahmen dieser manischen Phasen besteht für mindestens eine Woche eine auffällig und anhaltend gehobene oder reizbare Stimmung, die begleitet wird von einem übersteigerten Selbstwertgefühl, vermindertem Schlafbedürfnis, erhöhtem Rededrang und übersteigerter Betriebsamkeit. Zudem findet sich bei vielen eine übermäßige Beschäftigung mit angenehmen Tätigkeiten, deren Umsetzung aber in der Regel negative Konsequenzen mit sich bringt (z. B. ungezügeltes Einkaufen, sexuelle Eskapaden, ungünstige geschäftliche Investitionen).

Weiterführende Literatur:

Hautzinger, M. (2006). *Ratgeber Depression.* Göttingen: Hogrefe.

Meyer, T. & Hautzinger, M. (2013). *Ratgeber Manisch-depressive Erkrankung.* Göttingen: Hogrefe.

Wolkenstein, L. & Hautzinger, M. (2014). *Ratgeber Chronische Depression.* Göttingen: Hogrefe.

Coleman, L. H. (2014). *Depression. Ein Wegweiser für Betroffene.* Paderborn: Junfermann.

Schizophrenie: Schizophrenien bzw. psychotische Erkrankungen sind gekennzeichnet durch einen zeitweiligen Verlust des Realitätsbezugs. Kernsymptome sind das Erleben von Halluzinationen, also beispielsweise der Wahrnehmung von Geräuschen, Stimmen, Dingen, die andere nicht wahrnehmen können, und Wahnerleben. Unter Wahnvorstellungen versteht man falsche Überzeugungen, an denen trotz entgegensprechender Informationen, unbeirrbar festgehalten wird (z. B. der Eindruck verfolgt zu werden, besondere Kräfte zu besitzen, auserwählt zu sein). Es können zusätzliche Beeinträchtigungen im Denken, motorischen Verhalten, Fühlen und Handeln kommen, so dass es zu großen Schwierigkeiten im sozialen Bereich und zu Problemen in der allgemeinen Funktionsfähigkeit einer Person kommt. Etwa 1 bis 1,5 % der Bevölkerung erkranken im Laufe ihres Lebens an einer Schizophrenie. Der Verlauf einer Schizophrenie ist sehr variabel. 75 % erleben aber eine gute bis sehr gute Besserung der Symptomatik. Auch bei jahrelang verlaufenden Psychosen kann es zudem plötzlich zu einer deutlichen Besserung der Symptomatik kommen. Selbst nach Rückfällen besteht somit also immer noch Aussicht auf eine deutliche Verbesserung der Symptomatik und des persönlichen Wohlbefindens.

Weiterführende Literatur:
Hahlweg, K. & Dose, M. (2005). *Ratgeber Schizophrenie*. Göttingen: Hogrefe.

Magersucht (Anorexia Nervosa): Die Anorexia nervosa („Magersucht“) ist dadurch gekennzeichnet, dass Betroffene sich weigern, ein Minimum des normalen Körpergewichts zu halten, sie große Angst vor einer Gewichtszunahme haben und eine stark verzerrte Wahrnehmung der eigenen Figur und des Körperumfangs vorliegt. Infolge des Gewichtsverlustes kommt es zudem zum Ausbleiben der Menstruationsblutung. Manche Betroffene erreichen den Gewichtsverlust in erster Linie durch Diäten, Fasten oder übermäßige körperliche Betätigung, andere Betroffene beschreiben aber auch das Auftreten von „Fressanfällen“ mit anschließendem selbstherbeigeführtem Erbrechen. Magersucht ist v. a. bei Frauen im Jugendalter und im jungen Erwachsenenalter verbreitet. Etwa 0,5 bis 1.0 % der Frauen in diesem Altersbereich erkrankt an einer Magersucht. Der Verlauf und die Folgen der Magersucht können sehr unterschiedlich sein. Einige Patienten genesen rasch und vollständig während andere langfristig mit anhaltenden oder wiederkehrenden Krankheitsepisoden zu kämpfen haben.

Weiterführende Literatur:
Paul, T. & Paul, U. (2008). *Ratgeber Magersucht*. Göttingen: Hogrefe.

Borderline-Störung: Kernmerkmale einer Borderline-Störung sind das häufige und lang anhaltende Erleben starker Anspannungszustände, eine tiefgreifende Unsicherheit darüber, wer man eigentlich ist und Schwierigkeiten damit alleine zu sein. Hinzu kommen impulsive, selbstschädigende Verhaltensweisen wie Fressanfälle, Alkohol- und Drogenmissbrauch, risikoreicher Geschlechtsverkehr sowie wiederholte Suizidhandlungen und Selbstverletzungen. Personen mit einer Borderline-Störung können durch anhaltende Gefühle von innerer Leere gequält sein und haben vielfach Probleme damit Wut zu kontrollieren. Unter starker Belastung können vorübergehende Störungen der Wahrnehmung von Raum, Zeit und Körper auftreten. Etwa drei von hundert Erwachsenen erleben einmal in ihrem Leben eine längere Borderline-Episode. Frauen und Männer sind dabei in etwa gleich oft betroffen. Die Probleme und Merkmale der Borderline-Störung verbessern sich im Verlauf deutlich, so ist nach dem 45. Lebensjahr nur noch einer von 200 Menschen betroffen.

Weiterführende Literatur:

Bohus, M. & Reicherzer, M. (2012). *Ratgeber Borderline-Störung*. Göttingen: Hogrefe.

Suchtmittelabhängigkeit: Von einer Suchtmittelabhängigkeit wird dann gesprochen, wenn eine Person den Gebrauch von Alkohol oder Drogen oder Medikamenten trotz einschneidender substanzverursachter Probleme fortsetzt. Zu den Kriterien einer Abhängigkeitserkrankung gehört die Entwicklung von (a) Toleranz, d. h. der Notwendigkeit, die Substanzmenge deutlich zu erhöhen, um einen Rausch oder den erwünschten Effekt zu erreichen, und (b) Entzugssymptomen (z. B. Unruhe, Kopfschmerzen, Übelkeit), wenn die Substanz nicht eingenommen wird. Zudem wird die Substanz häufig in größeren Mengen oder länger eingenommen als beabsichtigt, es gelingt nicht, die Substanzeinnahme zu verringern, andere Aktivitäten werden zugunsten des Substanzgebrauchs reduziert und die Person benötigt viel Zeit dafür, die Substanz zu besorgen, einzunehmen oder sich von ihrer Wirkung zu erholen. Schließlich wird der Konsum fortgesetzt, obwohl körperliche oder psychische Folgeprobleme aufgetreten sind. Wenn drei der genannten Aspekte innerhalb derselben 12 Monate auftreten, dann reicht dies, um die Diagnose einer Abhängigkeitserkrankung zu vergeben. Die Alkoholabhängigkeit ist eine der häufigsten Abhängigkeitserkrankungen in Deutschland, so sind etwa drei von hundert Erwachsenen in Deutschland als alkoholabhängig einzustufen. Der Verlauf von Abhängigkeitserkrankungen ist vielfältig – die Vorstellung einer unaufhaltsamen Verschlechterung der Erkrankung bis hin zum Tod hat sich vielfach als falsch erwiesen.

Weiterführende Literatur:

Elsesser; K. & Sartory, G. (2005). *Ratgeber Medikamentenabhängigkeit*. Göttingen: Hogrefe.

Lindenmeyer, J. (2004). *Ratgeber Alkoholabhängigkeit*. Göttingen: Hogrefe.

Posttraumatische Belastungsstörung: Mehr als die Hälfte aller Menschen erfahren im Laufe ihres Lebens ein traumatisches Ereignis (z. B. Naturkatastrophen, Überfälle, Folter, Vergewaltigungen, Unfälle) am eigenen Leib oder erleben unmittelbar mit, wie andere Personen entsprechenden Gefahren für Leib und Leben, ausgesetzt sind. 10 bis 30 % der Betroffenen entwickeln nach extrem belastenden Ereignissen Symptome, die direkt auf das Trauma zurückzuführen sind. Zu diesen Symptomen gehören typischerweise plötzlich auftretende, sehr belastende Erinnerungen an das Ereignis und extreme psychische Belastung bei Hinweisreizen, die in irgendeiner Form auf das Trauma verweisen, außerdem Gefühle emotionaler „Taubheit" und ein erhöhter Erregungszustand. Bestehen diese Beschwerden über mehr als einen Monat hinweg und führen sie zu erheblichen Beeinträchtigungen im sozialen und beruflichen Bereich, spricht man von einer posttraumatischen Belastungsstörung. Knapp 8 % der Menschen in der Bevölkerung entwickeln im Laufe ihres Lebens eine solche Störung. Die Auftretenswahrscheinlichkeit ist in besonders gefährdeten Personengruppen (z. B. bei Kriegsveteranen) naturgemäß höher. In etwa die Hälfte aller Betroffenen überwinden die Symptome der Belastungsstörung innerhalb eines Jahres, ohne eine Behandlung in Anspruch zu nehmen.

Weiterführende Literatur:

Ehring, T. & Ehlers, A. (2012). *Ratgeber Trauma und Posttraumatische Belastungsstörung*. Göttingen: Hogrefe.

Arbeitsblätter

Arbeitsblatt – Teil 1: Gründe *für* den eigenen *Tod* 1

Auflistung	Zweifel an diesem Grund
Beschreibung:	Mögliche Zweifel:
Beschreibung:	Mögliche Zweifel:

Beschreibung:	Mögliche Zweifel:
Beschreibung:	Mögliche Zweifel:

Arbeitsblatt – Teil 2: Gründe *gegen* das *Leben*

Auflistung	Zweifel an diesem Grund
Beschreibung:	Mögliche Zweifel:
Beschreibung:	Mögliche Zweifel:

Beschreibung:	Mögliche Zweifel:
Beschreibung:	Mögliche Zweifel:

Arbeitsblatt – Teil 1: Gründe *für* das *Leben* 2

Auflistung
Beschreibung: Warum mir das wichtig ist:
Beschreibung: Warum mir das wichtig ist:

Beschreibung: Warum mir das wichtig ist:
Beschreibung: Warum mir das wichtig ist:

Wie sehr wünsche ich mir derzeit zu sterben?

gar nicht 1 2 3 4 5 **sehr stark**

Arbeitsblatt – Teil 2: Gründe *gegen* den eigenen *Tod* 2

Auflistung
Beschreibung:
Beschreibung:

Beschreibung:

Beschreibung:

Wie sehr wünsche ich mir derzeit zu leben?

gar nicht 1 2 3 4 5 **sehr stark**

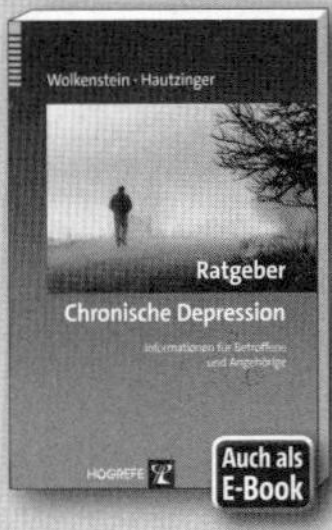

Larissa Wolkenstein
Martin Hautzinger

Ratgeber Chronische Depression

Informationen für Betroffene und Angehörige

(Ratgeber zur Reihe: »Fortschritte der Psychotherapie«, Band 30)
2015, 95 Seiten, Kleinformat,
€ 9,95 / CHF 14,90
ISBN 978-3-8017-2516-7

Dieser Ratgeber wendet sich an Menschen, die unter einer chronischen Depression leiden. Er enthält Informationen zum besseren Verständnis des Krankheitsbildes, geht auf die Entstehungsbedingungen der chronischen Depression ein und gibt Hinweise dazu, was Betroffene selbst tun können, um die chronische Depression zu überwinden. Arbeitsblätter helfen den Betroffenen, erste Schritte zur Bewältigung des Problems zu gehen. Weiterhin werden wirksame psychotherapeutische und medikamentöse Möglichkeiten der Behandlung aufgezeigt. Angehörige finden zahlreiche Hinweise, wie sie Betroffene bei der Bewältigung ihrer Erkrankung am besten unterstützen können.

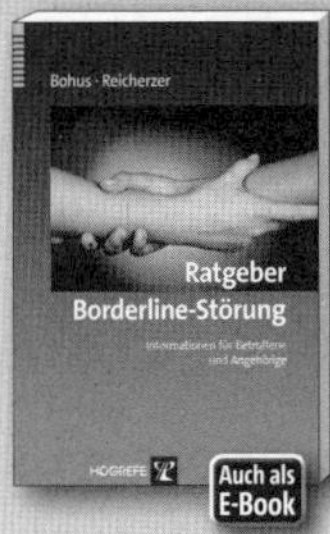

Martin Bohus · Markus Reicherzer

Ratgeber Borderline-Störung

Informationen für Betroffene und Angehörige

(Ratgeber zur Reihe »Fortschritte der Psychotherapie«, Band 24)
2012, 125 Seiten, Kleinformat,
€ 14,95 / CHF 21,90
ISBN 978-3-8017-1790-2

Etwa fünf von hundert deutschen Jugendlichen und jungen Erwachsenen leiden unter einer Borderline-Störung: Heftige Schwankungen der Gefühle, suizidale Krisen, Selbstverletzungen und tiefe Verzweiflung gehen einher mit Problemen im zwischenmenschlichen Bereich. Der Ratgeber informiert über die verschiedenen Merkmale der Störungen und klärt über Behandlungsmöglichkeiten auf. Der Schwerpunkt liegt hier auf der Dialektisch Behavioralen Therapie (DBT), die sich als wirkungsvollste Therapieform erwiesen hat. Anleitungen zur Selbsthilfe und Hilfestellungen für Angehörige runden die Informationen ab.

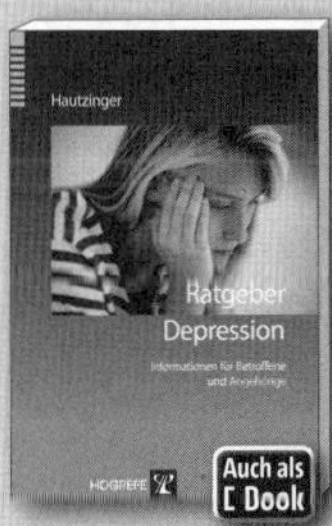

Martin Hautzinger

Ratgeber Depression

Informationen für Betroffene und Angehörige

(Ratgeber zur Reihe: »Fortschritte der Psychotherapie«, Band 13)
2006, 75 Seiten, Kleinformat,
€ 8,95 / CHF 13,50
ISBN 978-3-8017-1879-4

Depression ist eine häufige Erkrankung, von der immer mehr Menschen betroffen sind. Der Ratgeber klärt über die Beschwerden und das Krankheitsbild, die Ursachen und die Behandlungsmöglichkeiten auf. Außerdem werden Selbsthilfemöglichkeiten vorgestellt. Er hilft dabei, die eigene Krankheit bzw. die Krankheit eines Anghörigen oder Freundes besser zu verstehen.

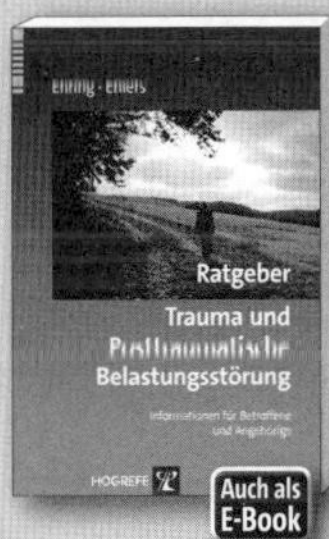

Thomas Ehring · Anke Ehlers

Ratgeber Trauma und Posttraumatische Belastungsstörung

Informationen für Betroffene und Angehörige

(Ratgeber zur Reihe »Fortschritte der Psychotherapie«, Band 25)
2012, 73 Seiten, Kleinformat,
€ 8,95 / CHF 13,50
ISBN 978-3-8017-1839-8

Der Ratgeber beschreibt, wie sich die seelischen Folgen eines Traumas äußern und erklärt, warum sich diese Reaktionen entwickeln und warum sie manchmal nicht von alleine wieder weggehen. Er geht dabei vor allem auch auf die Merkmale der Posttraumatischen Belastungsstörung ein. Für Betroffene, denen es schwerfällt, mit dem Erlebnis allein fertigzuwerden, gibt es wirksame Behandlungsmöglichkeiten, die in dem Ratgeber anschaulich dargestellt werden. Darüber hinaus geben die Autoren Hinweise für Angehörige, die nahestehenden Personen helfen möchten, mit einem Trauma fertig zu werden.

HOGREFE

Hogrefe Verlag GmbH & Co. KG
Merkelstraße 3 · 37085 Göttingen · Tel.: (0551) 99950-0 · Fax: -111
E-Mail: verlag@hogrefe.de · Internet: www.hogrefe.de